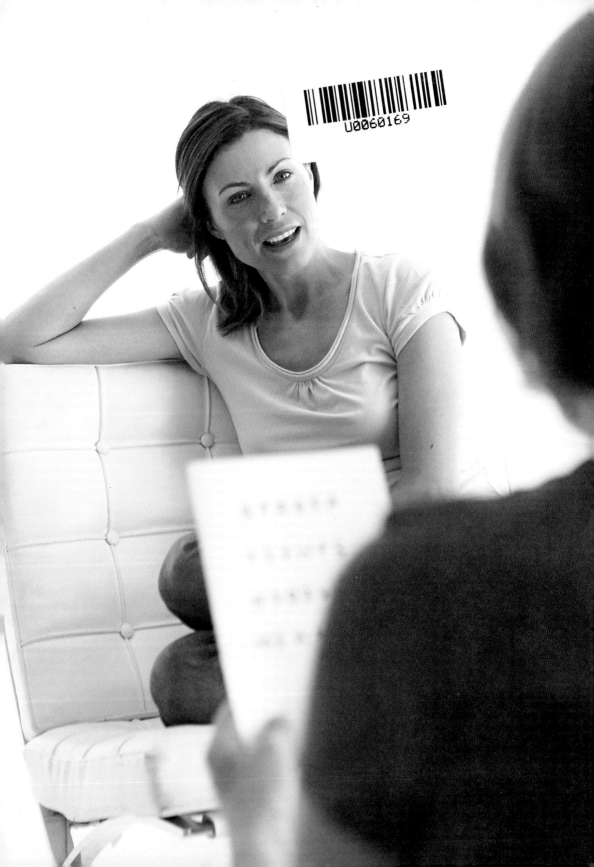

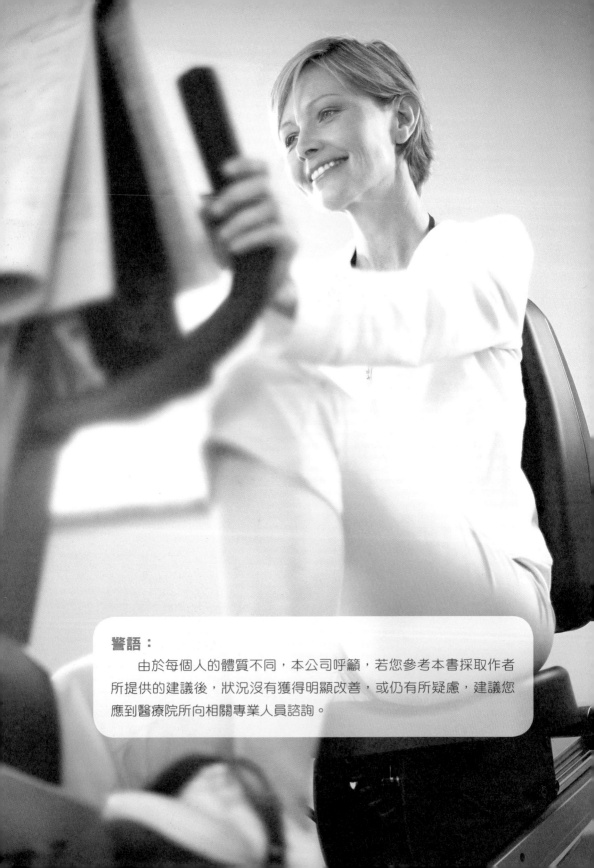

逆轉時光
變身書

8週
變美 變瘦 變年輕
的健康秘訣

啓動年輕開關
打造完美肌齡

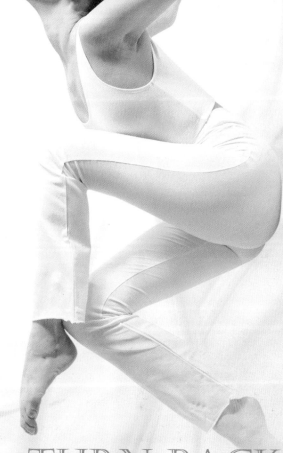

TURN BACK
YOUR AGE CLOCK

推薦文：

　　每個人的生理年齡都掌握在自己的手裡！本書的逆轉時光密集計畫、窈窕活力飲食法、抗老化運動處方，從日常生活的保養、飲食、運動三方面著手，提供正確有效的知識與資訊，能讓讀者在短期內就能體驗變美、變瘦、變年輕的秘訣。

　　前長庚醫院皮膚科及雷射美容中心主治醫師
　　現任中華民國皮膚科專科醫師
　　　中華民國雷射、醫學美容醫師
　　林俊銘皮膚科診所 院長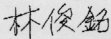

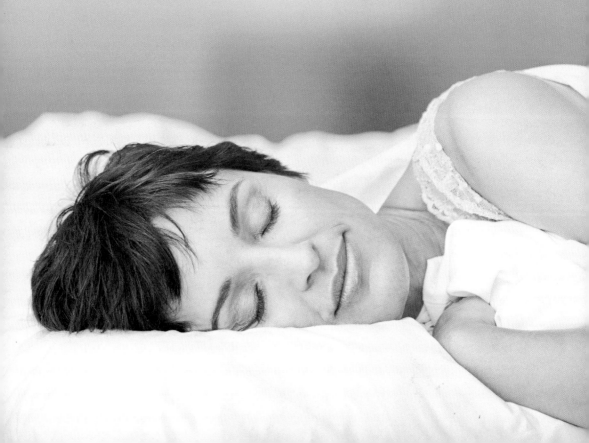

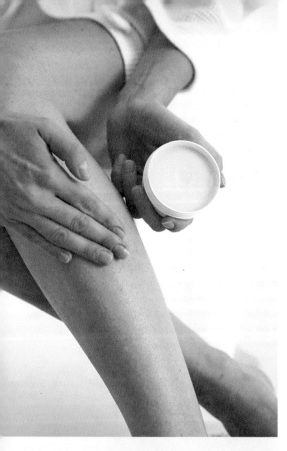

C O N T E N T S

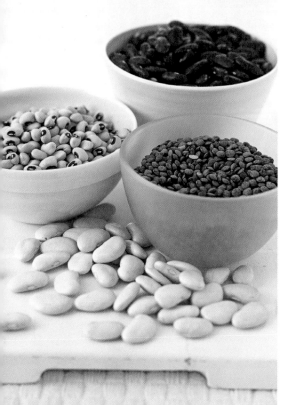

前言

美國喜劇演員喬治‧伯恩斯 (George Burns) 說過：「當你發現彎腰綁鞋帶是件吃重的工作時，老化已經不知不覺找上你囉！」但是我們要告訴你：「健康長壽有祕訣，對抗老化要趁早。」沒人知道老化的真正原因，但是我們都知道有些東西會加速老化的時鐘。因此，每個人都應該學習本書傳授的養生知識與訣竅，逆轉肌齡，回復輕盈健康。

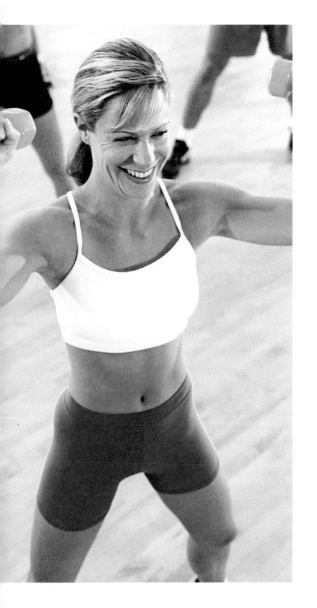

人的身體只有一個，而且一輩子跟著你，當然值得仔細了解其運作機制以及照顧身體的正確方式。因為「太忙」而沒時間照顧你最寶貴的資產——這聽起來實在不合邏輯。根據我們多年研究，以及和上千位客戶互動的經驗，我們發現任何人都不可能莫名其妙突然返老還童或變得老態龍鍾。每個人的生理年齡都掌握在自己手裡。老化過程絕不是個斜率固定的陡坡，每個人下滑的速度都一模一樣。你我都可以改變自己的生理年齡，永遠不嫌晚！

人體自我復癒的功能非常驚人。多年來，我們觀察紀錄了數千名 10~100 歲的人運動、飲食及生活習慣後，發現不論原來的飲食習慣有多糟，或新陳代謝有多慢，全都不重要。總結所有的個案，任何人都可以成功的逆轉肌齡，活得更久、更好、更年輕！

本書除了提供正確實用的知識與資訊外，也將是你搶救青春大作戰的堅實後盾，幫助你邁向「永保青春活力」的康莊大道。保證讓你更長壽、更快活。

提姆‧比恩（Tim Bean）
安‧藍恩（Anne Laing）

本書使用方法

正確使用本書，可以事半功倍地重拾健康，短時間內看到令人滿意的效果。本書的重點內容包括：計算真實生理年齡的測試、再造美肌、飲食與體重的正確觀念與作法，以及抗老活力運動處方。此外，本書還有一章是教你持之以恆的終極秘訣──「逆轉時光密集計畫」濃縮上述所有，讓你在短短 8 週內脫胎換骨，輕鬆揮別過去的自己。

● 第一步，了解什麼是生理年齡，以及老化的原因（見第 8 頁）。

● 再來，透過我們的小小測試計算出你真實的生理年齡（見「測試真實年齡」：第 28-43 頁）

● 請翻到「逆轉時光密集計畫」（第 44-57 頁）。這是本書最重要的部分。我們以一週為單位，設計每週應該做的運動，並濃縮「抗老化運動處方」、「窈窕活力飲食法」、「打造完美肌齡」等章節的精華部分，讓你輕鬆掌握實行技巧。最後，本書還教你維持健康的生活方式，每週還「沙必思」，送你逆轉老化巨輪的獨門秘訣喔！

● 「打造完美肌齡」（第 58-69 頁）解開打造年輕肌膚的奧秘，還有超簡易 DIY 淋巴按摩術。

● 「大誤解一次看明白」（第 9 頁）教你破除常見的錯誤觀念。此外，培養正確觀念是持之以恆的最佳動力來源（第 17 頁）。

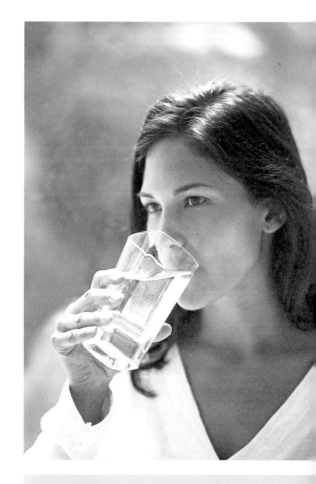

重要提醒

採用本書的建議前，請徵詢醫師或是醫療專業人士。實行任何新的飲食或運動計畫之前都應徵得醫師的同意。

年齡不過是表面數字

老化涵蓋的範圍很廣，可以說是影響細胞、荷爾蒙和體內器官各種因素的集合。同時，它也代表健康、營養、智力、社交及情緒與存在意義的變化過程。

每個人都有實際年齡，代表自從出生的那天起，已經過了多少個年頭。然而，告訴你身體真實的健康狀態的不是實際年齡，而是生理年齡。也就是說，實際年齡告訴我們已經活了多久，生理年齡則告訴我們還剩下多少日子可活。

吃進太多沒營養的垃圾食物、攝取太少富含營養素的食物以及缺乏運動，都會加速老化的進程。此外，放棄從事有意義的活動、不願接受挑戰與冒險，也是提早為自己披上「LKK」外衣的徵兆。

逆轉老化、重拾青春活力與健康身心永遠不嫌晚，但是你必須付出相對的努力以及抱定持之以恆的決心。我們可以保證，你的回報絕對大於付出。年輕 20 歲聽起來似乎不可思議，但是只要你徹底執行本書的計畫，我們保證讓你再現年輕生命光彩。

第 28-43 頁的測試能幫助你計算出真實生理年齡。你可能會發現，某些領域的生理年齡大於其他領域或是超過實際年齡，但是記住，你將會在短短 8 週內年輕 20 歲。假設你現在 32 歲，但是本書大部分的測試，顯示你的生理年齡是接近 45 歲。接下來，只要你切實遵守本書的建議，8 週後你將會逆轉生理年齡，從 45 歲未老先衰的超級熟女，變成 25 歲的青春陽光美少女！

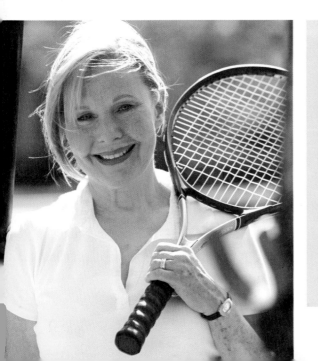

大誤解一次看明白

我是「太忙人」（或「大懶豬」），沒空（沒力氣）自己煮飯

正解：我們的客戶都是執行「10 分鐘懶人烹調原則」，也就是說，一餐的烹飪時間絕對不超過 10 分鐘。去餐廳外帶食物的等待時間也不只 10 分鐘，而去餐廳用餐的等待時間絕對超過半小時。因此，別再說你沒有 10 分鐘可以煮飯。

有什麼好擔心的，反正現在人均壽命不是一直延長嗎？

正解：沒錯，人類的壽命確實是延長了，但是這不表示我們活得更健康。壞消息是，由於我們這一代出現一大堆文明病，例如心臟病、癌症、糖尿病和肥胖症等，下一代繼承了我們的不良因子，健康狀況只會每況愈下。逆轉老化的真正意義是全方位改善身心的健康狀態，而不是透過藥物強化身體機能或延緩疾病惡化。

我沒空運動或實行那些專家說的均衡飲食計畫

正解：你有時間接送小孩嗎？有時間去銀行或便利商店繳帳單或和朋友出去吃飯嗎？俗話說：如果你現在沒有時間照顧自己的健康，將來保證你有時間照顧自己的疾病。不要認為把時間花在照顧自己的身體是一項討厭的雜事或負面投資。事實上，你應該把運動當作每天的例行公事，就像你每天都要吃飯、刷牙或洗澡一樣。

我情緒一來就很容易暴飲暴食或是吃一些「撫慰人心」的食物

正解：「撫慰人心」的食物是為了讓你越吃越想吃所設計出來的垃圾。這些食物雖然可以滿足口腹之慾，但是無法提供任何營養素，滿足新陳代謝的需求。進食時，人體會產生化學物質，透過酵素分解食物，進而修復或維持器官和大腦的正常運作。如果身體接收不到必備的營養素，身心靈很快就會感到疲累，但此時從垃圾食物攝取的熱量已經進入身體中的肥胖細胞，體內循環運作逐漸緩慢。減重的關鍵不在意志力，而是建立正確的觀念、吸收知識和充足的準備。

我覺得運動好無聊

正解：生命中本來就有很多無聊的事，像是刷牙、通勤、接送小孩上下學。但別忘了，結果決定一切，所以你得想辦法為看似無聊的鳥事添加樂趣。已故的美國總統湯瑪斯‧傑佛遜曾說過：「沒有什麼能阻擋態度積極正確的人達成目標。相反的，態度有問題的人連神仙也沒轍。」

肥胖不是我的錯，都是肥胖基因在作怪

正解：基因對體重的影響是微乎其微。老實告訴你，在過去漫長的 10,000 年中，人類的基因幾乎沒有任何變化。事實是，胖瘦完全由你決定，完全取決於你的飲食和運動習慣。

我有做有氧運動和慢跑，難道這樣還不夠？

正解：有氧運動確實能強化心血管功能，但是不能讓身體更強壯，也不能提高新陳代謝率。我們看過很多馬拉松選手都有粗壯結實的小腿，但是上半身和手臂卻不成比例地軟趴趴，亟待加強。

可是舉重會讓我看起來像肌肉發達的健美選手

正解：我們所有常出現在鎂光燈下的名流客戶都有舉重的習慣，他們的肌肉因此增加了約20%——足以使新陳代謝和體態獲得明顯改善。但是他們沒有變成肌肉發達的健美選手，體型變得精瘦而勻稱。他們減掉的是專門打擊自信和破壞形象的多餘脂肪。相信我們，一個人對運動及飲食的重視程度會忠實地反映在他的健康和體態上。

人家懶得跟豬一樣，真的提不起勁來實行你那些計畫啦！

正解：對任何事都無精打采可能是體重過重、缺乏維他命和礦物質及健康亮紅燈的症狀之一。你應該遵照本書的建議，立即展開健康飲食與適度運動的新生活。很快地，你將再次體驗健康滿點、活力充沛的優質人生。

搶救青春大作戰─改造前 V.S. 改造後

在開始實行計畫前,你應該先設下衡量比對的基準,以確保你會貫徹始終,增加成功的機率。我們認為,最有效的方法是透過視覺的刺激,也就是在計畫開始前先拍張照片記錄你現在的模樣,8週結束後再拍一張。相信我們,照片絕不會撒謊!

量體重是記錄體型變化的方式之一。然而,體重計只能告訴你,兩腳放在地球表面時所施加的壓力。體重計不能告訴你身上有多少脂肪,或肌肉的結實程度。體重計不能顯示以下的變化:體態變得更完美、衣服尺寸縮小好幾號、體態更直挺、甩掉討厭的橘皮組織。皮尺和體脂測度計在這方面可是強多了,不但可以計算體內脂肪的比例,還可以測出身體各部位尺寸的變化、忠實記錄體態變化的過程(詳見第 42-43 頁)。

但是這些都只是數字,而且改變經常是緩慢而難以察覺。我們完全可以理解當你看不到立即成效時,實在很難堅持下去。但是一旦經過一段較長的時間後,定期以照片做紀錄就會看到明顯的變化。每一或兩個月拍張照片,檢視自己體型的變化,你就會看到自己努力的成果。這將成為你擊退脂肪、成功減重的利器。

> 「體重計不能告訴你身上有多少脂肪,或是你肌肉的結實程度……經過一段較長的時間後,定期以照片做紀錄就會看到變化。」

要忠實呈現自己的體型,穿著比基尼拍照是最好的方法。通常挑選自己喜歡的衣服時,都是挑可以遮掩身材缺點的衣服。如果你一直在遮掩身材缺陷,而且真的沒有機會穿比基尼的話,建議你買一套便宜、深色基本款的比基尼。我們要你穿著這套比基尼,正面、背面和側面各拍一張照片。

大部分的客戶看到照片時都會很驚訝,尤其是背面的照片,因為他們從來沒有機會從這個角度看過自己。事實上,這是最棒、最重要的一張照片,因為它最能呈現未來 8 週你體態的變化。

這張從背後照的照片將會呈現你體態的顯著變化,像是你的肩膀變得更直挺、背部線條更優雅迷人,以及大腿內側及後方的橘皮組織大幅減少。此外,你也會看到蝴蝶袖、內衣周圍和屁股兩側擠出的肥肉向你說掰掰。還有,你的俏臀也會更加緊實、集中。

此外,這些照片可以讓你看到體型大小、側面和正面的變化。從正面的照片你會看到臉部變得更清透明亮(特別是眼睛周圍)、輪廓更立體、更年輕。你的照片也會顯示肌膚的變化,更水嫩細緻、光滑有彈性。

改造前

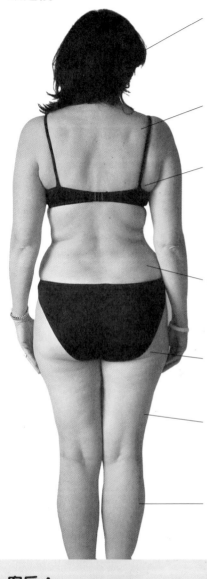

頭髮變得濃密黑亮，肌膚由內而外散發出水嫩光澤

圓潤厚重的水牛肩變得直挺立體，疲倦和精神緊繃的問題顯著改善

內衣周圍擠出的一圈肥肉消失不見，肌肉變得更結實

肥膩的游泳圈和軟軟的鮪魚肚不再垂吊在腰際兩側，重新找回平坦的小腹和漂亮的腰線

大腿兩側的贅肉消失不見，屁股變得又緊又翹

橘皮組織消失，完美的腿部線條，兩腿之間形成自然的凹槽曲線

原本鬆垮垮的膝蓋變得緊實，小腿曲線更優雅迷人

改造後

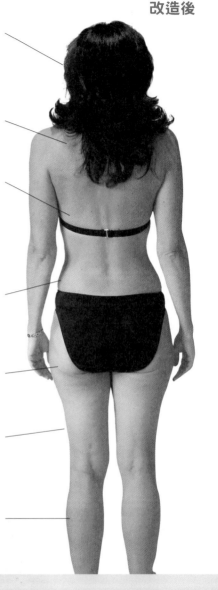

客戶 A

43 歲 平面設計師

A 生了三個小孩之後，深受背痛所困。她來找我們的時候，情況非常嚴重，她完全不能提重物。但是她下定決心嚴格執行我們的「逆轉時光密集計畫」。8 週後，她一舉成功瘦下 13.6 公斤，衣服尺碼整整小了 3 號。此外，她的儀態更美麗，身體更強壯。12 週後，她的腰圍少了 11 吋，回復年輕時代的小蠻腰，終於可以穿上以前的牛仔褲。

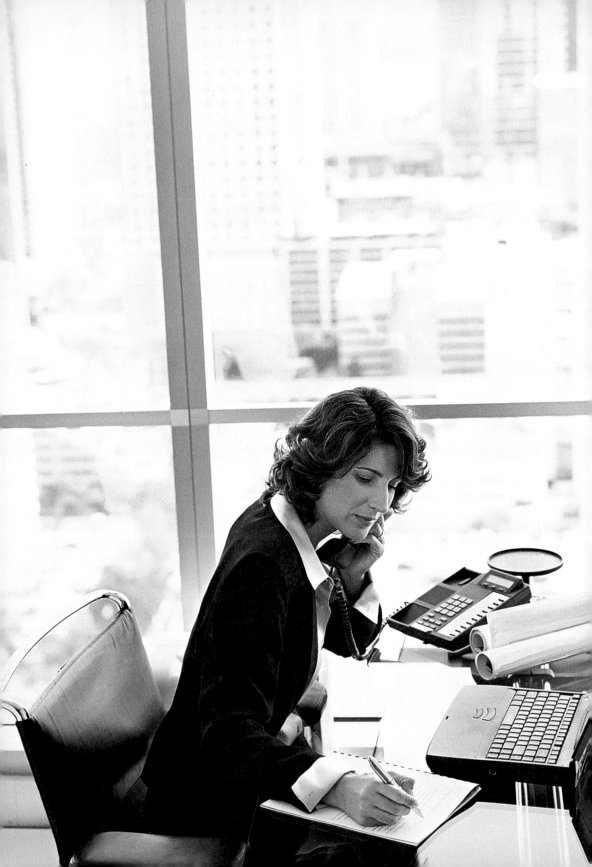

SOS!
身體開始拉警報！

你是否覺得體力大不如前？

忙碌的一天結束後，你是否覺得自己快癱了？

你是否覺得體重越來越難維持？

你是否常罹患季節性感冒？

你是否常忘記鑰匙放在哪？

其實這些情況都是可以改善的，沒有人生來就知道如何讓自己停留在儀態健康的巔峰期。大部分的人任由不良的飲食和生活習慣糟蹋身體，縱情享樂、揮霍生命。改善健康的第一步是了解身體這部複雜的機器如何運作。唯有健康才能擁有良好的生活品質，享受生命的樂趣。

年輕，從頭開始

改造自己之前，你必須先了解一些觀念，並將其融入你的思考和行為。千萬不要心急，按部就班一步步來。先建立正確的觀念，享受健康自然不是夢。

人類的起源

人體是部高度演化的複雜機器。看看你四周的人，我們很難想像人類如何從原始的採集狩獵動物，演化成食物鏈頂端的萬物之靈，並且發展出推理、思考與感知的能力。人類會有這些能力是因為我們可以維持健壯的身體及旺盛的精力。早期的人類從狩獵、採集進步到農耕，以新鮮有機的食物維生，包括：肉、魚、根莖類和葉菜類植物、水果、野莓、堅果、種子和純水。數千年前的人類和你在鏡子裡看到的自己其實沒有太大差別。今天的人類仍然是大自然中最活躍的動物，舉凡奔跑、舉重物、拖曳、搬運、挖掘、狩獵、攀爬、搏鬥及宰殺（有必要的話）都難不倒我們。總之，沒有人生來就該是胖子，當

然包括你。

現代人的悲哀

現代社會充斥著各種發明，讓我們忙碌的生活更加「容易」。過了 25 歲以後，人體因為缺乏運動、毒素入侵和缺乏營養素而開始老化。我們變得越來越肥、越虛弱、越矮、越遲緩、肌膚亦失去原有的光澤。如果你想阻止健康情況繼續惡化，或甚至想逆轉上述老化的症狀，你沒有其他選擇——每天都要花些時間好好照顧身體，注重保健養生，努力為健康把關。

加速老化的真正禍首

維持健康狀態與延遲老化就像坐下行的電扶梯，你只要站在一個地方不動，電

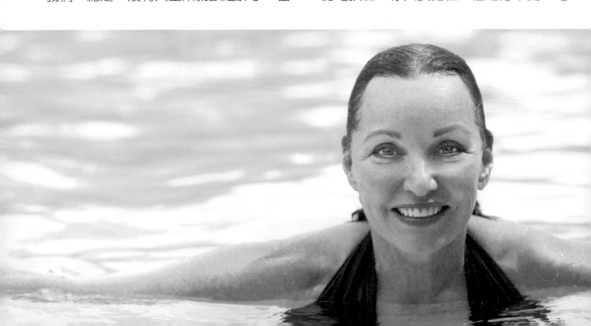

扶梯就會自動把你往下拉，直到碰到底端。想要對抗老化，我們必須轉過身去，大步朝反方向往上走。不論你對健康和老化的看法是什麼，當你不是往上走，就一定是往下走。你不會停滯不前，也沒有中間地帶。即便你只想要維持現在的狀態，你也得往上走才行。

重視自己

我們每天埋首工作，庸庸碌碌都是為了別人（大老闆也不例外），常忘記留點時間給自己。因此，我們常感到挫折、壓力過大、疲倦或困惑、工作不順、感情觸礁。最後，身體也開始拉警報。該是想辦法跳脫這個惡性循環的時候了！身體是你最寶貴的資產，如果你垮了，你不但不能照顧依靠你的家人，甚至會變成他們的負擔。為了照顧你的家人，你一定要先照顧好自己。

改變你的 PDPs

人所做的每個決定都是基於過去的經驗和個人信念，這兩項也是形成「個人預設值（Personal Default Positions；PDPs）」的兩項要件。PDPs 包含幫助我們達成目標的規則、價值觀和信念。要跳脫這些預設值並不容易。短期內，就算成功跳脫，也會覺得渾身不自在、不舒服，因此很難持久。

舉例來說，你的預設值是每天早上開車去上班，但其實從你家到辦公室只有 8 公里。對你來說，開車上下班已經變成習慣，也是你對自己還有別人對你的期待。

某天，一個晴朗的早晨，你決定騎單車去上班。這對你是件異於平常的事。也許會在你的同事間引起一陣討論，但是這通常不會持久。很快地，你又會回到開車上下班的日子。

然而，如果有一天你決定騎單車上班是為了增加運動量。慢慢地，你就會習慣騎單車，而不再開車上班。你的預設值會變成每天騎單車上班。這不表示你不能偶爾開車上班（例如：天氣極度惡劣的情況下），但是對習慣騎自行車和熱愛運動的你來說，開車上班會變成偶一為之的特例，不會常常發生。你終究會回到以單車代步的日子，享受騎單車所帶來的好處。

同樣的，很多人的預設值是想喝酒的時候就來一杯。你的預設值也許是在餐廳吃飯時喝杯酒，但是若你了解喝酒是個非常傷身的習慣，對身體和外表都有很強的破壞力，也許你會決定只在非常特殊或必要的場合淺酌即止。這樣的好習慣會保護你，讓你遠離酗酒、體內毒素濃度不再增加，並預防早期老化，但是又不會因為偶爾品酒而產生罪惡感。

你的習慣動作將會因個人預設值細微的改變而改變。事實上，長期以來，這些不良習慣讓你無法擺脫歐巴桑身材、獲得活力與健康。如果你仔細檢視目前的生活習慣，相信你會發現很多預設值都讓你無法追求更高的生活品質。其實只要一點小小的改變，生活層次與品質就可以大大的提高。

踏出恢復苗條身材的第一步

根據多年的經驗,我們歸納出許多有效的原則與策略,成功幫助數百位客戶在極短的時間內恢復苗條身材,重拾健康。

想要逆轉老化,再現生命光彩,以下七項重要原則不可不知:

1. 誠實面對自己

我們太習慣盯著鏡中的自己,因此對自己的外表和身材的缺陷常視而不見。洗完澡後,請你站在鏡子前面,以客觀的角度仔細觀察自己的身體。看看哪些地方需要改進,例如鬆垮垮的蝴蝶袖、雙下巴或是肚子上一圈圈的肥油。

2. 認真做功課

別天真的以為無知就是福。隨意相信網路流傳的減肥計畫絕對會讓你更容易發胖走樣,健康一路溜滑梯。想要徹底改善健康,你應該徵詢專業人士的建議,加上自己做功課,報名減脂養生烹飪課,或其他和健康相關的課程。不僅如此,你應該持續吸收攝取營養素的相關知識。總之,越了解自己身體運作機制,越容易擺平老化,重拾年輕活力。

3. 訂定明確計畫

到目前為止,你都一直活在自己的舒適區裡,但是又很想擺脫令人自卑的歐巴桑身材。我們知道你曾經嘗試做過一些微小的改變,但是從沒有真正下定決心,結果是一再的大失所望。與其把時間浪費在做白日夢,希望一覺睡醒就會變成超級名模,或是嘗試坊間五花八門、標榜速成的減肥法,你應該訂定明確而有拘束力的計畫、徹底改變過去的心態和習慣、寫下你的目標和願景,並且和周遭的親友分享。根據經驗,昭告親友會讓你展現驚人的毅力,貫徹實踐目標。

想想看,10、15 或 20 年後,你希望變成什麼樣子?未來的你看起來怎麼樣?對自己是否感到滿意?計畫中很重要的一部分是留點時間照顧自己的需求。你的健康、活力與長壽是家人的保護傘,你的健康是他們幸福的保障。活得久是不夠的,活得年輕、健康是我們這個世代要面臨的新挑戰。

4. 設定合理目標

達成目標以及有效管理健康,會讓你看起來容光煥發、自信滿滿。設定目標也是一門學問,你應該遵循以下五個原則:
- 明確(每週五天要自備午餐)
- 可衡量(每天寫飲食日記)
- 可達成(把晚餐的一部分留到隔天當午餐)
- 實際(上班時間內,花在烹飪的時間,只有把食物放進微波爐的 10 秒鐘)

● 期程明確（下週一開始）

　　你必須分辨清楚，哪些是你真正應該做的事，又哪些事只是在浪費時間。我們不想再看到你花了幾個月、辛苦了老半天，最後體重還是不動如山，又是白忙一場。如果你這次真的想令周遭親友刮目相看，一定要採取和以往截然不同的做法。

5. 不要找藉口

　　我們知道你常幻想擁有超級名模或好萊塢女星的魔鬼身材，但是卻只能安慰自己，這不是我的錯，誰叫人家先天條件比我們好，天生麗質又有大把鈔票。這些都是錯誤的觀念。事實上，我們常看到最不健康的往往是最有錢的，最忙碌的卻是最健康的。基因根本不是問題。想要恢復曼妙身材與健康活力，你需要的是決心和毅力。

6. 給自己一個動機

　　一直窩在舒適區不肯出來是不會有任何改變的。只有給自己壓力才能迫使自己在期限內達成目標。很多人對於即將展開新的飲食計畫，一開始都很興奮，相信自己這次終將擁有纖盈體態，穿上夢寐已久的清涼小可愛，但是後來卻以失敗收場。

　　研究顯示，計畫剛開始的興奮逐漸退潮之後，相較於散漫隨便的人，成功的人多半態度積極並訂有明確、可達成目標及完整計畫。人人都有想成功的強烈欲望，所以對大多數人來說，任何形式的競爭都是動力的來源。從簡單的目標開始，別給自己太大的壓力。別忘了遇到挫折在所難免，能堅持到最後的人終究能達成目標。為了讓自己有動力堅持下去，你應該隨時補充健康新知，也就是時常關注健康和體適能的最新研究課題，定期瀏覽運動選手、科學家或研究人員所發表的相關文章。

7. 投資自己的未來

　　許多人把大筆的金錢花在買車、買房子、度假或買衣服，卻不願意花在照顧自己的身體！別忘了，身體只有一個，它會一輩子跟著你，所以它是你擁有最珍貴、最重要的資產。決定改善／修復健康是一項重要的承諾，而且將是你對未來最棒的一項投資。注意飲食、關心健康永遠不會褪流行，而且健康是金錢永遠買不到的。

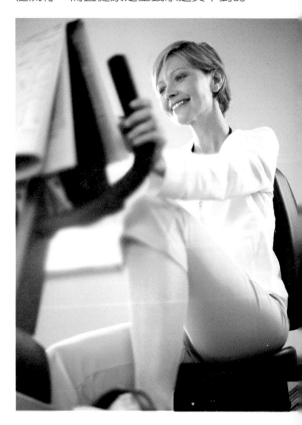

健康狀態大剖析

專家說，大部分的人在 25 歲前健康狀況都算不錯。但是過了 25 歲之後，身體漸漸開始「分崩離析」。不幸的是，下面介紹的 4 個階段之中，大部分的人都是處在第 1 和第 2 階段。惡性循環導致最終只能靠藥物和希望支撐我們的健康。其實，任何人在任何階段都可以看起來比原本的樣子更好、感覺更好、思慮更清晰。因此，每個人都應該努力讓自己停留在儀態與健康的巔峰期。

健康的 4 個階段

第 1 階段：向下沉淪（完全不需任何努力）

- 身體不適／頭痛：飲食習慣不良、咖啡因、酒精攝取過量、缺乏運動。
- 經常性疲倦：睡眠品質不佳、出現脫水現象、缺乏維生素及礦物質。
- 常感冒：免疫系統拉警報、嚴重依賴藥物。
- 沒力氣上班：提不起勁做事、精神萎靡、悶悶不樂、無法集中注意力。
- 常藉故請假：對未來不抱希望、挫折感很重、心情沮喪。

第 2 階段：掙扎著把頭浮出水面（需要一點努力）

- 身體偶爾感到不適／仍有罹患嚴重疾病的風險：免疫系統勉強運作，偶爾需要藥物幫忙。
- 體力僅能應付每日基本需求：營養攝取比較均衡，但是體力還是不足；睡眠品質尚可。
- 勉強撐過一天：偶爾運動，需要靠週末休息來恢復元氣。

第 3 階段：奮力地向前游（需要持之以恆的決心與堅強的意志力）

- 輕鬆過完忙碌的一天而不感到疲累：更有自信、思慮清晰、態度正面積極。

- 有力氣從事休閒活動：感覺健康、飲食均衡、睡眠充足。
- 維持好身材／好氣色：每週運動 2~3 次、充分意識到健康的重要。
- 很少會有生病、疲倦、身體痠痛等問題，而且不需要靠糖分、藥物或刺激性物質來提神。

第 4 階段：輕鬆的在沙灘上慢跑（需要嚴格規律、堅定承諾與睿智思考）

- 達到體力巔峰：身體強壯、體態完美、充滿活力，大部分的時間都會從事規律的運動。
- 窈窕輕盈氣色佳：身材穠纖合度、凹凸有致且自信心大幅提昇。
- 體力充沛、心情愉快：活力十足、對周遭事物時時保持警戒、工作等各方面表現優異、營養攝取完整而均衡。
- 幾乎不會生病：免疫系統健全、罹患嚴重疾病的可能性極低。
- 享受生活：勇於接受挑戰、超越自我。

第 4 階段屬於極佳的健康狀態。好消息是任何人在任何時間都可以達成這樣的目標。儘管保持健康需要不間斷的努力，但是你的付出將換來人人夢寐以求的優質生活及豐富人生。

揭開完美體適能的面紗

完美體適能由 4 個相互影響的部分組成,其中每個部分都很重要。它們就像一張四支腳的凳子,每支腳的長度必須相同,不然椅子就會不穩。

1. 有氧運動

有氧運動可以強化心臟功能。強壯的心臟能將富含氧氣的血液運送到體內各器官和肌肉,改善全身的血液循環。不健康的心臟就像一台老爺車的引擎。由於負荷過重,所以你在爬樓梯或是趕公車時總是氣喘吁吁。強壯的心臟則像一個新出廠的高效能引擎:有效率的將大量的血液輸送到全身,讓你全身充滿能量。但是光做有氧運動不一定能使你強壯或有緊實的好身材。

2. 肌肉強度

肌肉是支撐及保護體內器官的保護罩,支撐骨骼及維持良好的姿勢。強而有力的肌肉可以將骨骼保持在正確的位置,你就不會因為失去平衡而受傷。此外,肌肉可以燃燒大量的卡路里,因此在減重方面扮演非常重要的角色。同時,肌肉也有助於維持體內荷爾蒙平衡,釋放讓你感到快樂的腦內啡。要特別注意的是,肌肉強度不等於肌耐力。肌耐力指的是一定時間內,肌肉工作量或未達到疲勞以前的最大工作量。強有力的肌肉可以讓你保持強壯的體魄,但是不一定保證健康。

3. 彈性

關節周圍的肌肉、韌帶和肌腱必須保持適度的彈性,這對保持正確姿勢、維持平衡和活動力來說非常重要。某些部位的彈性不佳會導致身體容易受傷或疼痛,而且這種狀況會隨著老化而日益嚴重。肌肉緊繃可能會導致姿勢不正,像是彎腰駝背、脊椎僵硬或歪斜等。但是彈性好不代表身體強壯或健康。

4. 營養攝取

想要提高工作效率、維持曼妙身材或控制體重,運動絕對是不可或缺的要角。運動是規律地在全身各部位施加壓力,藉以改善、維持或修復其功能。想達到前述的目的,我們必須給身體足夠的養分。如果只運動,卻沒有攝取足夠的營養素或是吃一堆垃圾食物,那是白費力氣。

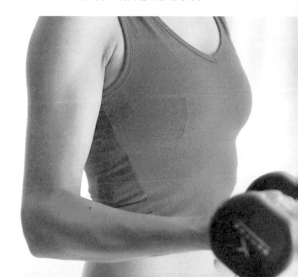

強健體魄是保持年輕的首要條件

強健體魄是逆轉老化的頭號秘訣。為達最佳健康狀態，你必須進行重量訓練。肌肉是一切的基礎，包括青春、體態、活力、元氣和能量。屢弱的身體是奪走青春的罪魁禍首。

文明社會的工業發明帶來生活便利舒適，亦徹底改變人類活動的方式，一些辛苦的工作由機器取代。我們現在可以慵懶地躺在沙發上講電話，無須起身即可以遙控器控制房子裡的所有開關，就連採買日常用品也只需要一根手指。肌肉的強度取決於我們對它施加的壓力，因為這是再生過程之一。遺憾的是，由於缺乏運動，身體不再有適應生活、活動與環境的綜合能力。因此，過去一向健康、愛運動的人也可能在一瞬間變成虛弱、中年發福、成天窩在電視前面的懶惰蟲，同時身體開始出現很多毛病，包括血壓飆高、動脈阻塞、血脂上升、體力下降、失去平衡及智力退化等，就像那些平常完全沒運動的人一樣。

很多青少年看起來肌肉結實、身材均稱，那是因為他們還在發育，久坐不動的生活方式或隨便亂吃的壞習慣，還沒有對他們的外表產生影響。好消息是——只要你了解維持健康的正確運動方式並確實執行，你就能重拾青春活力。

運動——「對抗老化」的最佳處方

研究顯示，如果你想「對抗老化」，運動毫無疑問是唯一最可能產生預期效果的處方。只有身體健康、飲食均衡並攝取適量保健食品的人可以逆轉老化——至少年輕 20 歲。也就是說，你可以將原本要經歷的各種病痛和老化過程延後至少 20 年。很多人有以下錯誤的觀念，以為一般人每天不應該做激烈的運動，只有肌肉發達的運動選手或是健身狂才會去做。想維持身材，一般人只需要每天去公園散步 30 分鐘就夠了。我們要鄭重的告訴你——你錯了！大多數人犯的第一個嚴重錯誤就是認為努力健身是運動選手該做的事，而這是讓體重失控、身材鬆垮、甚至出現許多情緒問題的根源。

人類原本是狩獵和採集的動物（詳見第 14 頁），所以缺乏鍛鍊對身體來說，是件違反自然的事。人類的體格原本就是精瘦、結實，且在艱困或惡劣的環境下也很有十足的行動力。早期人類攝取食物在數量上比現在少得多，但是其營養素含量卻是現在的三倍以上。因此，他們體內的壓力持續而規律，並使人心情愉快。畢竟，這才是我們應該有的模樣。

運動好處全到齊

規律的運動有助於強化肌肉和骨骼，給你好體力和好氣色。以下說明幾項運動最重要的好處。

減少肌肉萎縮 過了 30 歲以後，人體每 10 年流失約 2.5~4.5 公斤（5.5~10

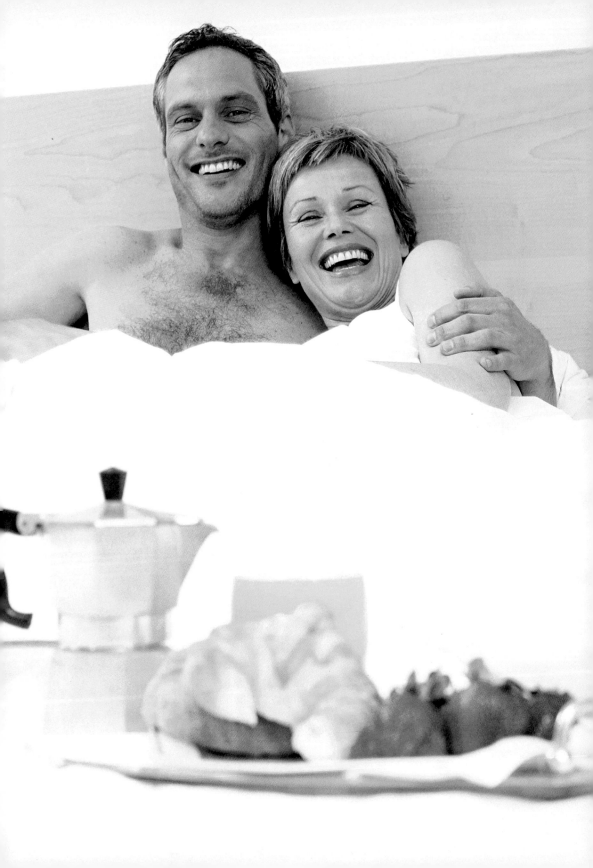

磅）的肌肉。或許你感覺不太出來，但是你的體型會逐漸開始變形走樣，體力也大不如前，這就是因為脂肪取代了肌肉的緣故。肌肉因為久不用而萎縮，到了 60 歲時，你可能已經失去 25% 的燃脂機器。肌肉是新陳代謝的引擎。因此，肌肉越少，你每餐吃進的多餘熱量就越容易變成脂肪。這些多餘的熱量可能會讓你一天囤積超過 500 大卡的脂肪卡路里。如果你想減重，這些熱量可會讓你的減重之路更加漫長，困難重重。

提振性慾 肌肉有平衡男性和女性體內荷爾蒙的功效。事實上，女性體內也會製造屬於男性荷爾蒙的睪酮，只是量比較少。身材越精瘦緊實，體內分泌的睪酮就越多，你的性生活也就會美滿。不論你處在任何年紀，肌肉都是提振性能力的最佳武器。遺憾的是，大部分的人都以為女性不應從事重量訓練，而這讓那些千方百計想提振性慾的女性吃足苦頭，白走許多冤枉路。想改善和維持女性的性慾，保持荷爾蒙平衡和睪酮正常分泌是關鍵性的因素。

預防糖尿病 隨著肌肉量的減少，血糖值會不斷上升。高血糖會導致血糖酸侵蝕皮膚、關節、韌帶和骨骼的結締組織，加速老化。簡單來說，我們吃進的糖分主要儲存在肌肉。如果你的活動量很大，肌肉就會燃燒糖分，並且將一部分糖分儲存起來作為備用燃料。但是若你習慣久坐不動，或富含纖維的食物攝取不足，多餘的糖分就會直接轉化為脂肪。肌肉越來越少，就會越來越胖，行動也逐漸緩慢，胰島素（調節血糖濃度的荷爾蒙）平衡血糖的功能會被破壞，血糖酸就會侵蝕你的系統。血糖過高帶來的影響是全面性的——從皮膚、荷爾蒙到情緒都會出現嚴重問題。

預防骨質疏鬆 當你發現身高縮水、外型羸弱、姿勢不如以往直挺時，老化已經悄悄找上你了。骨質疏鬆是一種骨質因疏鬆而變薄的過程，男女都會遭遇這個問題，這也是駝背的主因。人的一生中，骨質會持續更新，但更新的速度取決於日常活動對骨骼施加的壓力。我們的臀部和雙腳一直都有承受重量，因此骨骼和肌肉的萎縮通常從上半身和脊椎開始。本書所傳授的運動將有效增加骨質密度，比有氧運動有效得多。正確的阻力運動可以對全身主要的骨頭平均施壓，幫助你強化骨質，有效預防骨質疏鬆症。

雕塑窈窕迷人曲線 消除局部脂肪非常困難，但是雕塑全身曲線則不難辦到。我們曾經幫助很多體重過重、健康狀況糟糕的客戶恢復纖盈身材，重拾自信，甚至在全國性自然體格大賽中脫穎而出。對雙肩下垂、腰腹肥胖、老態畢露的人來說，想要延緩老化，最佳方式無疑是雕塑身材。舉重訓練可以讓你重新掌握自己的外表和心情。肌肉越結實，體態將會更直挺，沒有一絲贅肉的窈窕曲線再也不是夢。接受正確而適當運動訓練的人很少會有橘皮組織。相信我們，運動能讓你由內而外煥然一新。從此變成人人羨慕的衣架子，驕傲穿上當季流行單品，輕鬆做個時尚大師。

穩定關節 強壯的肌肉有保護和穩定關節的作用，讓你不容易跌倒。事實上，

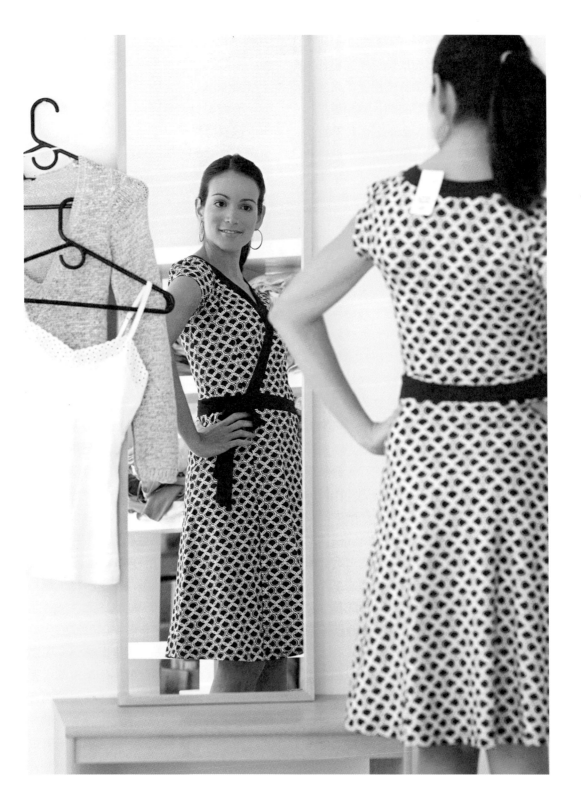

你的一舉一動都和關節的穩定度密切相關，不論是運動場上的表現或是從事日常活動，包括趕公車、閃躲馬路上熙來攘往的車輛、推開一扇沉重的門、轉開蓋得很緊的玻璃瓶、爬樓梯、倒茶或從超市把日常用品搬回家。軟弱的肌肉會奪走你獨立自主的能力。

元氣倍增 長期處於疲累狀態是加速老化的最大幫兇，進一步搾乾健康，上述的症狀叫做肌肉減少症（Sarcopenia："sarco" 表示「肌肉」，"penia" 表示「減少」）。想知道肌肉流失有多容易嗎？看看病人拆下的石膏繃帶後，肢體縮水得多嚴重就知道了。能增加肌力強度的重量訓練對外觀、行動力和健康都有顯著的影響。一旦新陳代謝系統改善，你就會時時充滿活力，贅肉從此不再巴結腰臀腿。

增加正面情緒能量 如果你因為肥胖而沮喪，可以確定的是，吃巧克力不會有任何幫助。事實上，巧克力只會讓你更胖、更沮喪。脖子並沒有將身體和心智分成兩個互不相干的部分，身心仍屬於同一個有機組織。改善身心健康必須從規律運動和均衡飲食著手。接著，強化特定部位的運動能帶來一連串的好處，釋放正面的情緒能量，讓你提升自信、自我成長、享受成功的果實、對自己的外表及健康的身心感到滿意。

改善心臟健康和血液循環 每週固定做的運動應該包含有氧運動（詳見第92-93頁），因為有氧運動對強化心血管系統（心臟、肺部和血液循環）很有幫助。有氧運動可以有效降低血壓、改善血液輸送效率、防止靜脈曲張、增加肺活量、有效運送氧氣到達肺部的毛細管、雕塑美麗儀態、強化心臟肌肉、降低膽固醇、肌膚散發自然光澤。

改善荷爾蒙平衡 血清素及多巴胺的濃度和大腦的老化密切相關。有從事重量訓練的人，上述兩種荷爾蒙的分泌都會顯著的增加。同樣地，重量訓練也可以刺激「人體生長激素」（HGH）的分泌，脂肪不容易囤積，並維持新陳代謝率。充滿活力的健康男性到老年時，其睪酮仍可正常分泌，性能力得以維持。但不論任何年紀的男性和女性，只要身體不健康，其睪酮分泌量都很低。前面說過，維持「人體生長激素」的正常分泌對女性亦非常重要。缺乏運動的靜態工作者，其胰島素和胰高血糖素（平衡血糖的荷爾蒙）的分泌也會失衡。

健康的女性較能輕鬆渡過經前期及更年期，經痛、情緒不穩、燥熱及焦慮等症狀都會明顯的減少。運動對負責情緒和壓力的荷爾蒙也有顯著的影響。女性從停經前的 5~8 年一直到更年期後容易出現憂鬱症，但更年期不是女性的專利，男性在這段時間也會有憂鬱症。規律、強度夠的運動可以刺激大腦釋放腦內啡（一種能提振心情的化學物質）。腦內啡能刺激大腦產生正面的情緒，讓你時時充滿笑容與活力。

預防受傷 只要不是睡覺時間，人體應該都是處在活動的狀態，但是現代人多數都是一整天坐在辦公桌前，於是肌肉逐漸失去平衡，某些部位容易疼痛或受傷。強化和伸展這些平常沒用到的肌肉能有效預防和減少受傷的機率。

正確的站立姿勢

我們平常不太會注意平衡感的問題。過了 35 歲之後，平衡感就會逐漸走下坡，到 60 歲就會開始影響日常生活。保持良好的平衡感有助於逆轉老化，正確良好的姿勢亦是對抗老化的基礎，因為器官、骨骼和肌肉保持在正確的位置時，活動較為輕鬆、身體機能運作正常、站得也更挺直。

保持平衡

良好的平衡感取決於身體三大系統的運作：

視力 視力對平衡感來說非常重要。以下介紹的運動，張開眼睛做很簡單，但一旦閉上眼睛，你就得依靠另外兩種感官系統保持平衡。

內耳平衡系統 內耳裡有微小的接受器，負責傳送訊息到大腦，控制頭部平衡。只要有頭暈經驗的人就知道，內耳失衡對維持上半身平衡有很大的影響。

肌肉運動知覺 肌肉運動知覺指的是一組遍布全身、從肌肉、關節和皮膚等處向大腦報告的接受器。一旦它們出了狀況，你一定會馬上察覺。例如：當手臂麻痺的時候就無法拿手機講電話。事實上，即便在熟睡時，這些系統也在運作。為了使這些系統保持在最佳狀態，你需要均衡的飲食和正確的運動。

好消息！ 平衡神經的正常運作需要有強壯的肌肉和靈活的關節。持續鍛鍊肌肉組織可以強化肌肉四周所支撐的部分。任何運動，只要能讓你嘗試不同姿勢和動作，對強化肌肉和關節都有幫助。

姿勢的重要

從側面看，健康人的脊椎應稍呈 S 形彎曲，而頭部、胸腔、骨盆和腳踝應該成一直線。所有的肌肉、關節和骨骼應該可以自然地活動，不會因為變換姿勢而緊繃、受壓迫或受限。

骨骼和肌肉會回應我們對它施加的壓力。身體單一部位承受過多重量會造成姿勢不正，而某部位若囤積過多的脂肪則會對支撐的韌帶、肌腱、長骨、關節和肌肉造成額外的壓力。長期下來，就會出現姿勢不良的問題，影響美觀。隨之而來的是習慣性駝背，甚至頭痛、扭傷或經常性疲倦。

秘訣

- 將電腦的螢幕保護程式設定為「保持正確姿勢──背部伸直，腰桿挺直」，不時提醒自己抬頭挺胸，直到不再習慣性駝背。
- 執行本書的「局部雕塑運動」（詳見第 128-139 頁），並於一天之中，不時轉轉頭，伸展頸背。
- 練習腹式呼吸，有助於打開胸腔、活化體內各系統。

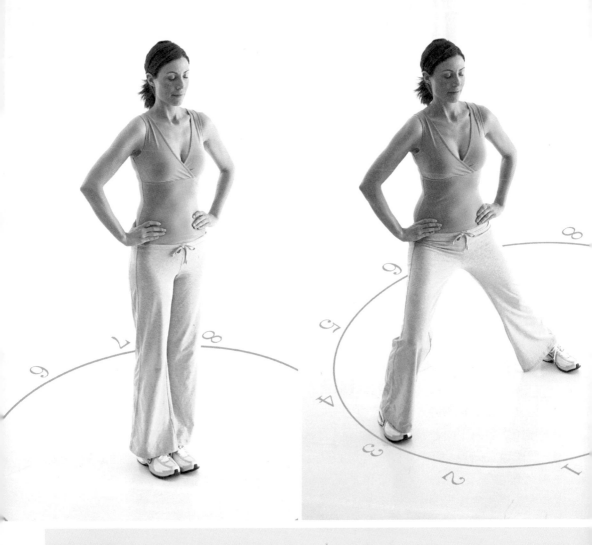

平衡運動

　　練習以下的運動，一天兩次。一開始先張開眼睛做（一次做 8 到 10 下），然後練習閉上眼睛做。如果你無法跨出腳步，則以單腳站立，另一腳指向時鐘的各個數字。

　　想像你站在時鐘的中心，數字 12 就在你的正前方。接著，大步將右腳向前跨，放在 12 的位置。定住幾秒後收回。接著以同樣的方式將右腳依序跨到 1-6 的位置。右腳做完後，換左腳以逆時鐘方向練習從 12 跨到 6。

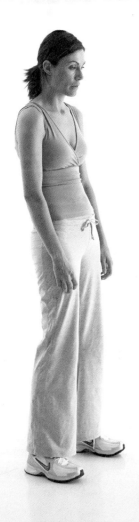
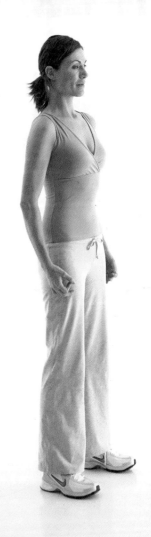

檢視正確的站姿

● 站在全身鏡前，仔細觀察自己正面和側面的站姿。

● 背部挺直，脖子伸直，想像頭頂到天花板。

● 檢視頭部有沒有不自然的向前傾，下巴向內收。

● 肩膀往後挺。

● 用力挺起胸膛。

● 檢視骨盆腔是否置中，沒有歪斜、前突或後縮。

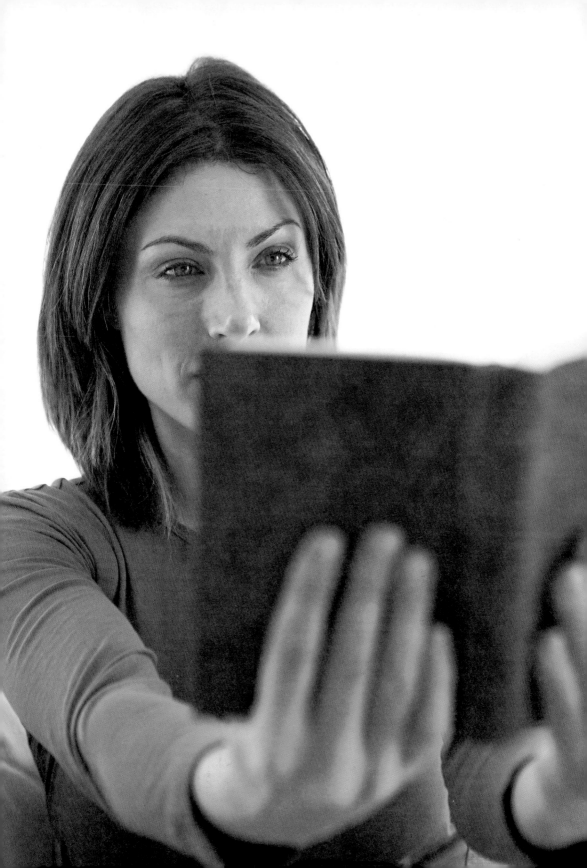

測試真實年齡

對抗老化、保持健康要趁早，但是我們無法控制一無所知的事物。因此，在採取行動前，必須先評估目前的健康和體適能狀態。以下是一些健康指數測試，讓你清楚了解身體的老化現象有多嚴重，以及目前身體和健康受損的狀態。此外，回到正軌後，這些測試可持續作為維持健康的衡量指標。

13 項健康指數測試

如果你對自己目前的健康和體適能狀態有疑慮的話,表示該是時候進行以下的測驗。不要害怕面對你即將發現的殘酷事實。畢竟,都已經到了這個時候,你再對自己溫柔就是對自己的身體殘忍。

但是我們要提醒你,如果你最近感到身體不對勁,可能不是單純的老化,而是因為你生病了。所以在開始執行任何減重 / 運動計畫之前,一定要先徵詢醫師的意見。

分數的意義

每項測試都有一套評分標準,讓你找出自己真實的生理年齡,並作為接下來 8 週密集改造計畫的比對基準。本書所設計的評分標準是參考健康風險因素、主要國家政府及大多數健康組織所建議的健康衡量標準而定。

測試項目	頁數		目前狀況	8 週後的成果
1. 肌膚彈性	31	年齡:		
2. 平衡感	32	年齡:		
3. 視力	33	年齡:		
4. 反應速度	34	年齡:		
5. 體力	35	年齡:		
6. 身體彈性	36	年齡:		
7. 記憶力	37	年齡:		
8. 血壓	38	年齡:		
9. 平常的心跳速率	38	年齡:		
10. 運動狀態的心跳速率	39	年齡:		
1~10 項的平均年齡:				
11. 肺活量	40	預期壽命:		
12. 腰圍	41	預期壽命:		
13. 體脂肪	42	預期壽命:		
11~13 項的平均年齡:				
體內的水分	42-43	請見第 42-43 頁的表格		
體型變化	43	請見第 43 頁的表格		

計算生理年齡

完成所有測試後，你會對自己的老化情況有較全面的了解。但是不能只看平均數字，如果你其中一項測試的得分特別低，這代表你可能有某方面的問題。以下的測試分成兩部分，第一部分先評估身體狀況、各方面能力，並幫你打個分數；第二部分的測試則透過風險因素評估，找出預期壽命。不過，若你認真執行本書的密集改造計畫，預期壽命當然會增加。除此之外，你應該隨時確保補充足夠的水分，並監測體型變化。

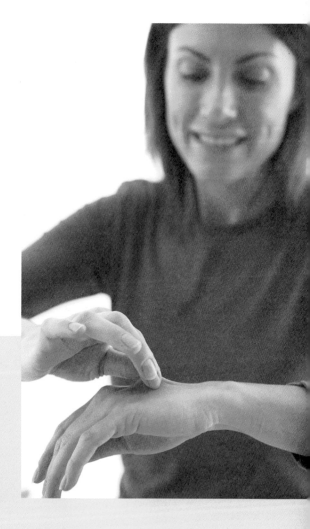

肌膚彈性測試

大約過 30 歲之後，皮膚就會開始出現皺紋。同時，皮膚也開始失去彈性。這是因為皮膚缺乏蛋白質所致。影響肌膚老化的三項主要因素是飲食、外部因素（如環境）和遺傳及內部因素。

測試方式 用力捏起手背的肉，停留一分鐘後放開。計算皮膚恢復原狀所需的秒數。對照下面的表格，找出肌膚的真實年齡。

看看你的真實年齡

女性	所需秒數	年齡	男性	所需秒數	年齡
	1	30		1	30
	2	35		1.5	35
	3	40		2	40
	6	45		4	45
	8	50		6	50
	10	55		9	55
	16	60		14	60
	24	65		20	65
	35	70		30	70
	40	75		40	75

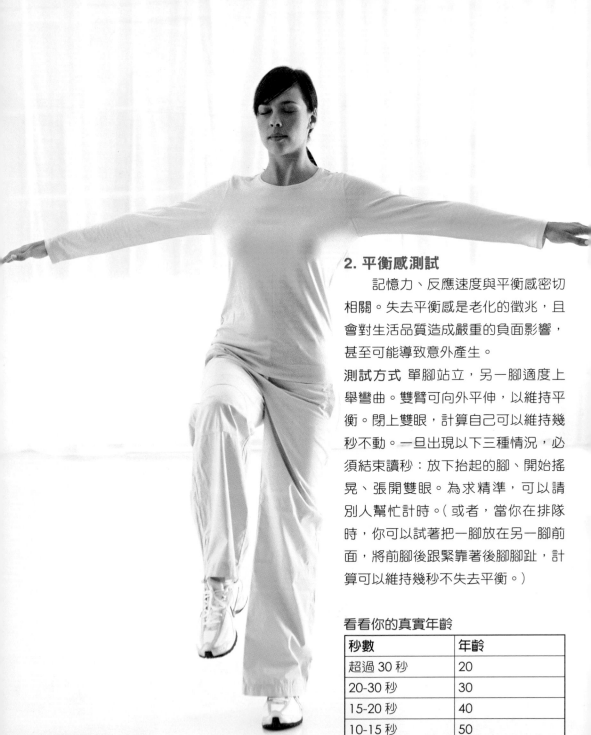

2. 平衡感測試

　　記憶力、反應速度與平衡感密切相關。失去平衡感是老化的徵兆，且會對生活品質造成嚴重的負面影響，甚至可能導致意外產生。

測試方式 單腳站立，另一腳適度上舉彎曲。雙臂可向外平伸，以維持平衡。閉上雙眼，計算自己可以維持幾秒不動。一旦出現以下三種情況，必須結束讀秒：放下抬起的腳、開始搖晃、張開雙眼。為求精準，可以請別人幫忙計時。（或者，當你在排隊時，你可以試著把一腳放在另一腳前面，將前腳後跟緊靠著後腳腳趾，計算可以維持幾秒不失去平衡。）

看看你的真實年齡

秒數	年齡
超過 30 秒	20
20-30 秒	30
15-20 秒	40
10-15 秒	50
低於 10 秒	60

視力測試

　　前面說過，人類生來是狩獵和採集的動物，因此我們的雙眼應該是銳利而機敏，看得遠且容易聚焦。不幸的是，現代人的視力只能及超級市場的貨架而已！眼部肌肉因久未使用而逐漸萎縮或變得軟弱無力——即便是眼部周圍的細小肌肉也不例外。

測試方式　拿下隱形眼鏡或眼鏡。慢慢地將報紙靠近眼部，直到標準字體開始變得模糊時停住。請別人幫忙測量眼睛到報紙的距離。

看看你的真實年齡

距離	年齡
10 公分（4 英寸）	20
15 公分（6 英寸）	30
30 公分（1 英尺）	40
60 公分（2 英尺）	50
1 公尺（3 英尺）	60

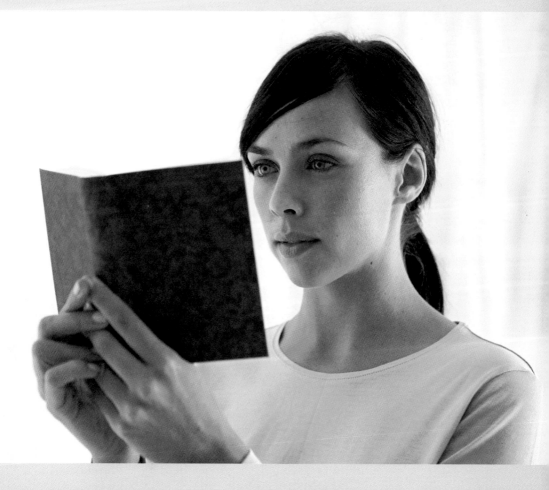

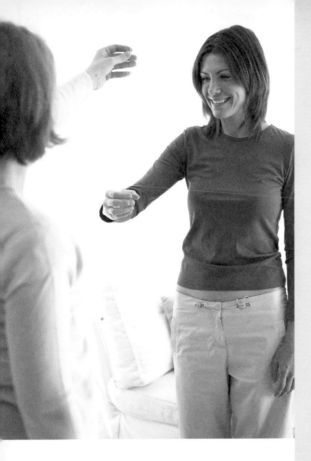

4. 反應速度

反應速度會隨著老化快速下降，而且對記憶力與平衡感有很大的影響。你應該定期測量反應速度、記憶力與平衡感，監控其變化。平時採取適當行動，防止惡化。

測試方式 請友人在你面前拿一把 30 公分（12 英寸）的直尺，請他將手放在標示 30 公分或 12 英寸的位置。你的手則放在直尺下方 4 公分處，大拇指和四指靠近，做出準備接直尺的動作。請友人在不提示你的情況下，候地將尺放掉。你的手保持在同一位置不動，接住下墜的直尺。若有接住，看看你的大拇指放在直尺標示幾公分處。

看看你的真實年齡

距離	年齡
少於 10 公分（4 英寸）	20
15 公分（6 英寸）	25
20 公分（8 英寸）	30
25 公分（10 英寸）	35
30 公分（12 英寸）或漏接	40

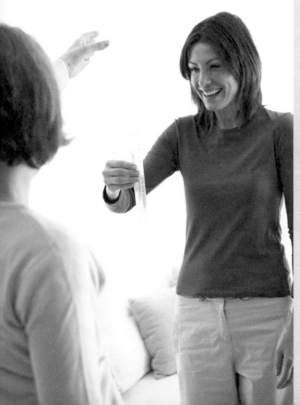

5. 體力測試

維持肌肉的強健是保持年輕和最佳體能的關鍵。漂亮的肌肉線條絕對不只是健美選手或健身狂的專利！有些時候，需要專人照護料理的老人其實不是因為生病，只是他們肌肉萎縮，身體變得孱弱無力，無法獨立完成一些生活中的例行公事所致。

測試方式 男性做伏地挺身，身體打直，全身只有兩手、兩足著地，足趾內彎，兩腿併攏，手掌前張，與肩同寬。將身軀下降至距地面約一拳的距離，直到手肘呈90度彎曲，上臂與地板呈平行。背脊維持挺直。計算你最多能做幾下，然後對照右側的表格，找出上半身肌力的真實年齡。若有必要，你可以請友人協助，請他將直立的拳頭置於你胸口正下方的地板。你做的每一下都要碰到他的拳頭頂端才算數。

女性可以兩手、兩膝著地的方式做伏地挺身。計算你最多能做幾下，並對照右側的表格，找出上半身肌力的真實年齡。或者，你可以採和男性相同的姿勢，並對照右側下方的表格。

看看你的真實年齡

伏地挺身	年齡
男性 /	
女性（曲膝）	
30+	22
20-29	35
10-19	45
5-9	55
0-5	65
女性（全身打直）	
20+	20
10-19	25
5-9	35
1-4	45
0	60

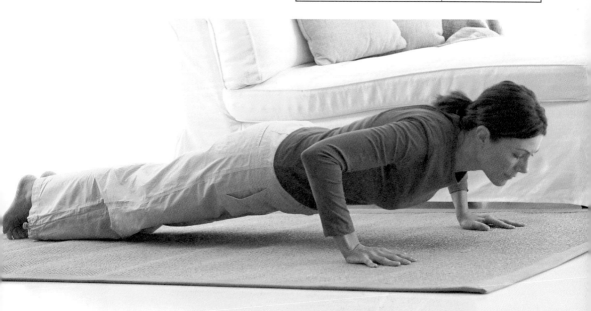

6. 身體彈性測試

　　身體適度的彈性有助於預防受傷、自然地活動和維持正確姿勢。這裡的彈性指的是轉動某一關節（例如：肩膀、臀部或膝蓋）能做的所有動作。彈性好的人可以輕鬆的轉動關節，關節周遭的組織不會因而疼痛或受壓迫。

測試方式 你必須請友人協助測量。先將一手繞到腰後，放在背部中間，另一隻手上舉，繞到頸後抓住前一隻手。接著交換雙手姿勢，重複同樣的動作。請友人幫你測量兩手中指對中指之間的距離。

看看你的真實年齡

間距	年齡
0 公分（雙手交疊）	20
2.5 公分（1 英寸）	25
5 公分（2 英寸）	35
7 公分（3 英寸）	40
10 公分（4 英寸）	45
12 公分（5 英寸）	50
15 公分（6 英寸）	60
18 公分（7 英寸）+	70

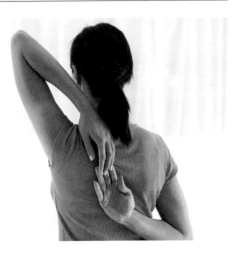

彈性的重要

　　改善彈性可以擴大關節的活動範圍，例如：肩膀周圍肌肉的彈性讓你在倒車時能順手將手臂繞過右前座的椅背、快跑時伸展雙腿、回頭無須轉身等。這些都是老年人比較沒辦法做的動作，但是缺乏彈性其實是可以避免的。彈性深深影響著日常生活的各個層面，包括維持良好姿勢和舒服的坐姿，全都和彈性有關。此外，彈性也可以預防受傷。受傷會造成傷疤組織緊縮，進而影響肌肉的平衡。

　　當你受傷後，在復元的過程中，一定要努力讓身體恢復到原有的彈性。我們習慣性認為老化會讓肌肉越來越緊繃，或覺得兩邊肩膀鬆緊程度不一樣是正常現象。這些都是錯誤的觀念。肌肉和關節緊繃確實是老化的現象，但對任何年齡、以及擁有健康體能的人來說，這絕對不是正常現象。彈性不只是彎腰摸到腳趾！彈性應該是均衡分布全身的。

　　我們每天都讓某些肌肉承受過多的壓力，同時有些肌肉卻又因久而不用逐漸萎縮。保持彈性的平衡可以改善姿勢、動作，並預防疼痛。彈性正常的你走路會像隻輕盈活躍的美洲豹，動作敏捷流暢正是年輕健康的最佳證明。

7. 記憶力測試

你有過類似的經驗嗎？走進商店後，卻怎麼樣也想不起來要買什麼。隨著時間流逝，大多數人的記憶力都會衰退。大腦一次能處理的任務有限。當我們處在壓力狀態下，大腦會自動降低對例行公事的專注力。但是透過適當訓練，記憶力是可以強化並維持的。

測試方式 依序念出下列字母。每念完一行，立即遮住字母，在紙上按順序寫下你記得的字母。計算你的正確率，例如：假設一行有 8 個字母，你答對 5 個。正確率的計算方式為 5÷8=0.625。0.625×100=62.5%。最後將所有正確率相加除以 6，求取平均數，並對照下面的表格。

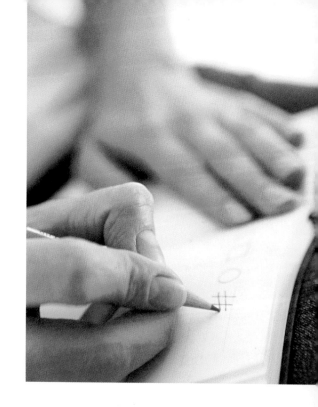

字母	字母數量	答對數目	正確率
U M	2		
T Z L D	4		
I △ □ ○ # Z	6		
A V C Y I S E H	8		
L B F Q R P M A U X	10		
Z Q E C T B U M O N R V	12		

看看你的真實年齡

正確率	年齡
100	20
90	30
80	40
70	50
60	60
50	70
40	80
30 以下	90

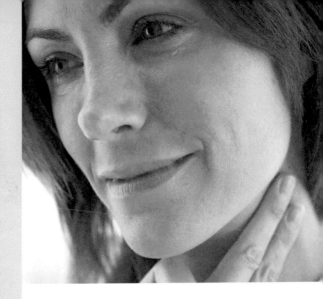

8. 測量血壓

　　高血壓會破壞血管的彈性，導致血管壁硬化。血小板不斷囤積，導致心臟無法順利將血液輸送到全身各器官。高血壓不但是心臟病和中風的重要因素，同時也會破壞心臟、腎臟和眼睛的正常運作。你知道嗎？心臟每分鐘輸送多達750公克（1.25品脫）的血液到大腦。

　　血壓是指血液流動時，對血管壁所產生的壓力及其彈性（單位是毫米汞柱（mmHg））。理想的血壓值為120/80 mmHg，上下加減20都屬正常範圍。前面的數值代表心臟收縮時，測得血管壁所承受的壓力。後面的數值代表心臟舒張時，測得血管壁所承受的壓力。在一天當中，血壓值會出現高底起伏。因此，你應該要多量幾次，以得出正確數值。

測量方式 請醫護人員幫你量血壓。多量幾次，以確保數值準確性。

看看你的真實年齡 根據測量結果的第二個數值（舒張壓——代表動脈在心臟舒張時所承受的壓力。），對照以下的表格。

舒張壓	年齡
60-70	20
70-80	25
80-90	35
90-100	50
100+	70

9. 測量平常的心跳速率

　　平時所測得的心跳速率，代表心臟將血液輸送到全身的情況。新陳代謝和全身系統處於平衡時，心臟應該是在最大效率下運作，因此心跳速率應該比較低。身體處於健康狀態下，心臟和血管所承受的壓力較小。休息狀態的平均心跳速率為每分鐘60-80下。

測量方式 測量的最佳時機為一大早。最佳測量位置有兩個：手腕內側的橈骨動脈，和下顎兩側下方的頸動脈，約在氣管旁2.5公分處。將食指和中指輕放在上述血管上，計算15秒內的跳動次數，再將所得數值乘以4，即可得每分鐘的跳動次數。

看看你的真實年齡

每分鐘心跳值	年齡
60	20
65	30
70	40
75	50
80+	60

10. 測量運動狀態的心跳速率

　　你剛剛已經測過平常的心跳速率，現在該是讓心臟動起來的時候。你可以透過以下的測試檢驗自己的心血管功能。如果你覺得身體不適或是喘不過氣來，先停下來，計算所用時間和你的心跳速率。每個月定期測量，直到出現進展。

測量方式 找一個堅固的階梯，每階約 40 公分（16 英寸）高。如果你家有階梯，從第二階開始。

1 採站姿，雙腳置於台階前。開始計時，順序為右腳踩在台階上、左腳踩在台階上、右腳踩回地面、左腳踩回地面（右上、左上、右下、左下）。大約 3 秒可完成一個循環，反覆上述動作。進行中，你的腳應該穩穩地踩在台階上，並將全身重心移到正在運動的腳上。上台階時，不是只有腳動，全身都要跟著動。

2 1 分半鐘後，換左腳開始（中間不要停）。你會發現，其中一腳做比另一腳容易。這是正常的，因為每個人的身體都有其中一邊比較順，所以用另一腳會覺得怪怪的。但是要持續鍛鍊，好讓你的身體更平衡。

3 3 分鐘後，計算 15 秒內的心跳次數，再將所得數值乘以 4，即可得每分鐘的心跳次數。

看看你的真實年齡

每分鐘心跳值	年齡
低於 110	20
110-120	25
121-130	35
131-140	45
141-150	55
151-160	65
超過 160	75+

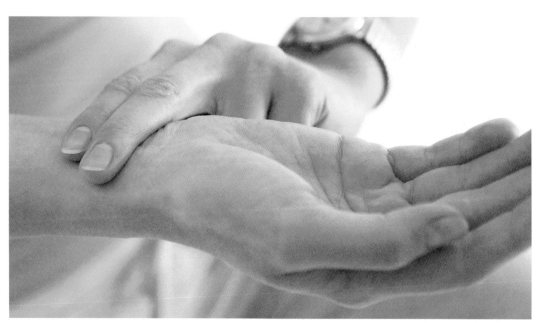

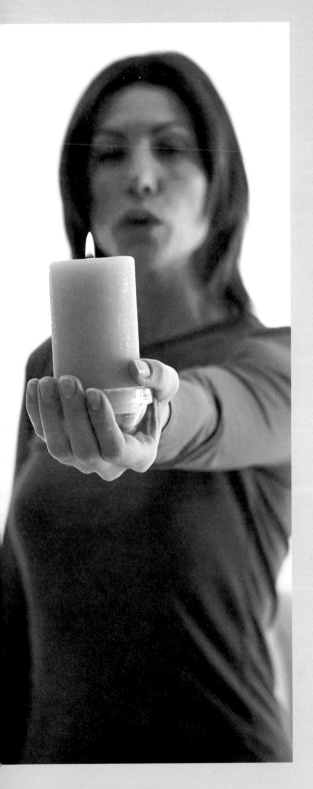

11. 測量肺活量

肺部能儲存呼吸所需要的氧氣。因此，健康的肺是人類生存的基本要件。沒有顧好肺部健康，死亡就可能提前報到。運動之所以有助於肺部健康是因為運動時會吸進比平常多的氧氣，肺部運作的強度和活動量得以增加。為避免肺部周遭堆積過多脂肪，體重必須控制在理想範圍內。肺部及腹部周圍囤積過多脂肪都會阻礙呼吸的順暢。

測量方式 一個健康的人（不論年紀多大）都應該可以完成以下測試。手上拿一個點燃的蠟燭，伸直手臂。深呼吸後用力吹熄蠟燭。注意：只能吹一次。

看看你的真實年齡

結果	年齡
第一次就吹熄	20
第一次無法吹熄	60

12 測量腰圍

　　肚子周圍的肥油大大提高罹患疾病的風險，而且是加速老化的罪魁禍首。男性的腰圍不應超過 94 公分（37 英寸），女性則不應超過 82 公分（32 英寸）（以上為西方人的建議數值）。（註：根據衛生署國民健康局的資料，國人健康腰圍是男性不超過 90 公分、女性不超過 80 公分。）
測量方式 準備一條皮尺，採輕鬆的站姿。皮尺繞過腰部，將高度調整在側腰骨盆上端腸骨上緣、肋骨下緣的中間，皮尺貼合皮膚、吐氣，即完成測量腰圍。

看看你的預期壽命

腰圍	預期壽命
女性	
少於 71 公分（28 英寸）	100
71-75 公分（28-30 英寸）	80
75-80 公分（30-32 英寸）	70
80-85 公分（32-34 英寸）	60
85-90 公分（34-36 英寸）	50
男性	
少於 85 公分（34 英寸）	100
85-90 公分（34-36 英寸）	80
90-95 公分（36-38 英寸）	70
95-100 公分（38-40 英寸）	60
100-105 公分（40-42 英寸）	50

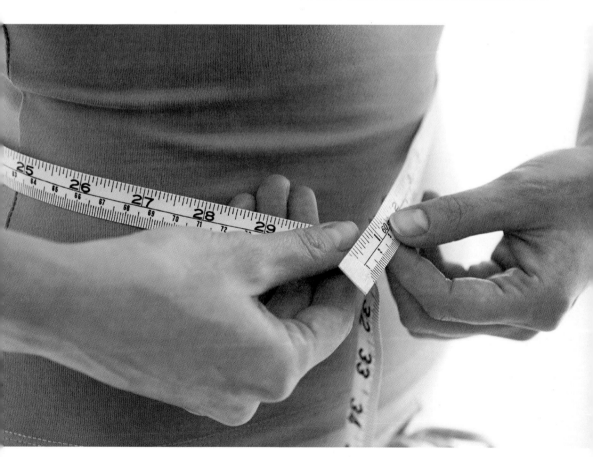

13. 測量體脂肪

男性的體脂肪標準值應為 15％，女性則為 20％。然而，為維持健康與長壽，男性體脂肪的正常範圍為 10-15％，女性則為 15-20％。體內囤積過多的脂肪對消耗卡路里完全沒有幫助，只會讓你身材走樣變形，增加罹患各種疾病的機率。

測量方式 在家測量體脂肪的最佳方式是利用體脂肪計或多功能體脂計，其原理是利用低電壓電流流過人體電阻原理，測出電阻的單位，電阻越大，體脂肪越高。這兩種方式測出的結果都很準確，使用上也很方便。

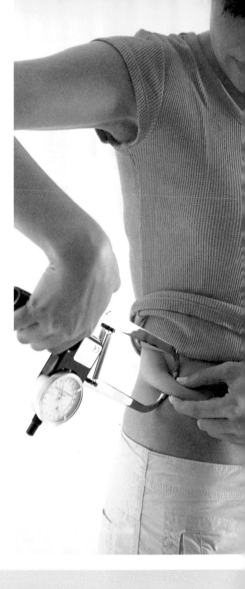

看看你的預期壽命

體脂率	分類	預期壽命
女性		
12-17	瘦	100
18-25	正常	80
26-35	肥胖	65
超過 35	重度肥胖	50
男性		
10-15	瘦	100
16-20	正常	80
21-30	肥胖	65
超過 30	重度肥胖	60

水分

身體需要大量的水分，才能維持各項功能的正常運作，水分不足會加速皺紋形成。大部分的人每天攝取的水分都不夠（不包括含酒精及含糖飲料）。官方建議成人每天應至少喝 6~8 大杯的白開水。運動時則應每小時喝 1 公升（1.75 品脫）的水。

測量方式 早上第一件事：採集尿液樣本，先排出一些尿後，取中間一段尿液，裝在乾淨透明的瓶子裡。將瓶子放在白色背景前方，用下面的色卡比對尿液的顏色。

1	2	3	4	5	6	7	8

測量體圍

　　這不是一項測試，但是可以有效檢視體型及其變化。透過測量體圍，你可以看出臀部不再鬆垂、膝蓋緊實、大腿贅肉減少，恢復苗條曲線。

測量方式 利用皮尺測量特定部位肢體的周長，例如：上臂、胸腔（胸部最突出處）、腰部、上腹部、臀部、大腿頂端、膝蓋上方及小腿中間。

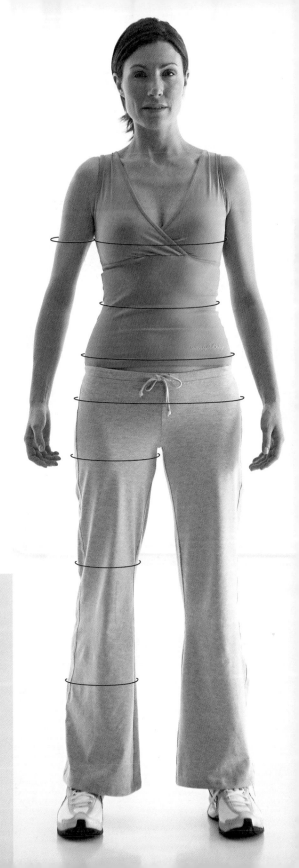

測量部位	現在	8 週後
上臂圍		
胸圍		
腰圍		
腹圍		
臀圍		
大腿圍		
膝蓋上方圍		
小腿圍		

色卡數值分析 尿液顏色屬於 1~3，表示體內水分充足。若超過 3，表示你攝取的水分不足，應該多喝水。此外，你可以比較運動前後尿液的顏色，觀察水分流失的情況。

　　左側的色卡僅供參考。藥物和維他命可能會改變尿液的顏色。如果你最近有服用藥物或維他命，這項測試的結果僅供參考。

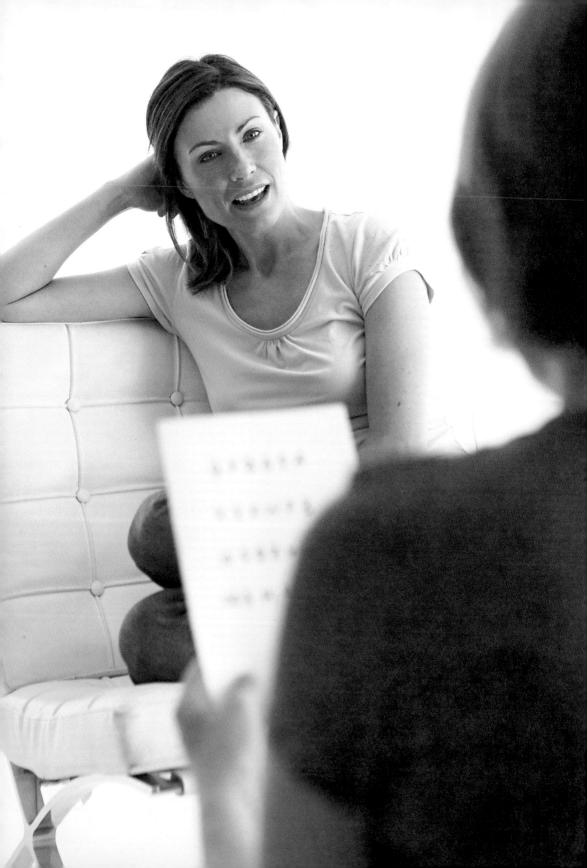

8週年輕20歲的「逆轉時光密集計畫」

恭喜你完成所有測試，也找出身體的真實年齡。該是展開行動的時候了！「8週逆轉時光密集計畫」將會讓你重獲新生。循序漸進的做法讓你輕鬆找回健康，輕鬆邁向減重成功的窈窕大道。若能確實執行本書的原則，你將會發現身體由內而外都有驚人的改變。每個人──尤其是你自己，都會對即將發生的奇蹟感到不可思議。

開始前的重要叮嚀

想在 8 週內成功扭轉老化，請記住並嚴格執行下列事項。

- 徵詢醫師的意見——開始執行任何飲食或運動計畫之前，都應徵詢醫師的專業意見。
- 完成本書前面所介紹的 13 項健康指數測試，並確實對照附表，計算每一項測試的得分。
- 反覆溫習我們提供的各項建議，幫助你挺過這 8 週關鍵期。有關飲食和運動的章節，更應多看幾次。
- 規劃未來 3 天的飲食內容（可以的話，最好事先規劃未來一週的飲食），包括你每餐要吃些什麼。
- 採買接下來 3 天所需的食物。
- 整理出你的運動小天地，並準備好器材或道具。
- 測量身體各部位的體圍，並多拍幾張「改造前」的照片。
- 嚴格執行「逆轉時光密集計畫」
- 8 週後再做一次 13 項健康指數測試並再次測量體圍。

設定開始日期

生命就像坐雲霄飛車一樣充滿高低起伏，最重要的就是現在就掌控自己的身體和健康。唯有健康的身體才能幫助你順利渡過未來人生路上的風風雨雨。現在的付出與努力將換來全新的你——更年輕、更有活力、更自信、更健康、更快樂。要對自己有信心。不要再猶豫了，現在就開始！

做好萬全準備

首要工作是把所有「加速老化」的食品（詳見第 73 頁）全丟進垃圾桶，去買一些本書建議的「神奇」食物（詳見第 78 頁）。同時，你要開始學做「自己身體的

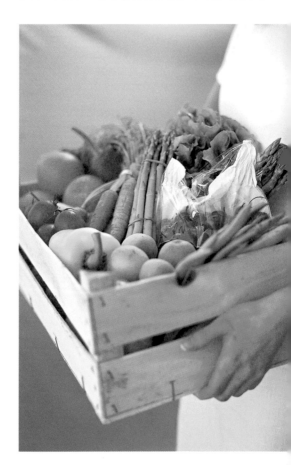

學生」，蒐集健康的最新資訊，了解身體運作機制（詳見第 51 頁）。再來，讀完本書有關運動的說明和處方後，列張運動器材或道具的清單，例如：計步器、啞鈴或健身球（詳見第 101-103 頁）。立刻去商店購買或上網訂購。

拍幾張「改造前」的照片

這也許會令你有些尷尬，但是這是唯一讓你客觀審視身體各部位的方法：哪些部位其實沒有想像的那麼糟，又哪些部位是急需搶救的。現在就穿上比基尼或泳褲，拍下正面、側面和背面的全身照片。我們沒有要你把這些照片給別人看，但是這些照片確實可作為體型變化的最佳證據。一來，這些變化是體重計無法告訴你的。再者，看著照片中的你逐漸展現 S 曲線，保證是你堅持下去的秘密武器。

記錄飲食和運動

隨身攜帶一本小筆記本，詳細記錄你的運動時間和內容。盡量安排每天固定時段運動（最好是早上）。

剛開始的幾天，詳細記錄你吃下的每一樣東西（別忘了調味料也要記錄）、分量和進食時間，寫得越詳細越好。心理學家發現，人們常低估進食量，高估運動量。因此，每吃一樣東西，就要立刻掏出筆記本記下來。每天晚上才開始記錄熱量，會發現根本搞不清楚今天吃了多少東西。一天結束後，總結今天所做的運動，包括運動項目與時間長度，並抄下計步器的數字。

這本日記可直指你的問題核心，例如：太晚進食、白天吃太少或是偷懶（故意忘記要運動）。找出問題癥結後，才可以對症下藥、各個擊破！

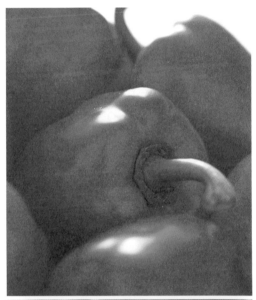

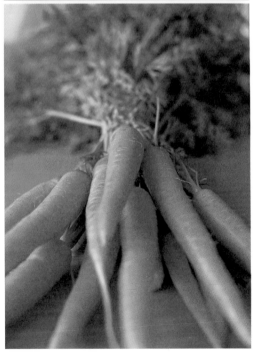

第一週

健身運動計畫

天數	運動項目	時間長度
1	健身運動循環（詳見第 104-115 頁）	● 每個動作持續 20 秒 ● 總長度：至少 15 分鐘
2	有氧運動（詳見第 92-94 頁）	● 至少 15 分鐘
3	健身運動循環	● 每個動作持續 20 秒 ● 總長度：至少 15 分鐘
4	有氧運動	● 至少 15 分鐘
5	健身運動循環	● 每個動作持續 20 秒 ● 總長度：至少 15 分鐘
6	有氧運動	● 至少 15 分鐘
7	休息一天	

本週主要任務

運動 既然是第一週，不妨按照自己的節奏慢慢來。運動時切勿倉促，每個動作持續 20 秒即可。無須太勉強，停下來吸口氣（逐漸習慣後，可以延長至 30 秒，整個訓練的時間亦可延長）。

飲食 記錄吃下的每一樣東西，每一天都要詳實記錄。不要碰任何加速老化的食物。每天從營養均衡的豐盛早餐開始（詳見第 80 頁）。

生活習慣 寫下你的體重、體圍和體脂肪（因為你是以健康的方式減重，所以你需要了解減了多少脂肪，而不是肌肉）。寫下你的最終目標——越具體越好，例如：體脂肪少 4.5~6 公斤（10-14 磅）、臀圍少 8 公分（3 英寸）、年輕 10~20 歲。

本週 Tips

找個朋友跟你一起執行本計畫——好朋友能發揮無窮大的力量，大大提振士氣，相互砥礪。

第二週

健身運動計畫

天數	運動項目	時間長度
1	健身運動循環（詳見第 104-115 頁）	● 每個動作持續 30 秒 ● 總長度：至少 25 分鐘（若體力允許，可以延長 10 分鐘，最多 50 分鐘）
2	有氧運動（詳見第 92-94 頁）	● 至少 25 分鐘（若體力允許，可以延長至 60 分鐘）
3	健身運動循環	● 每個動作持續 30 秒 ● 總長度：至少 25 分鐘
4	有氧運動	● 至少 25 分鐘
5	健身運動循環	● 每個動作持續 30 秒 ● 總長度：至少 25 分鐘
6	有氧運動	● 至少 25 分鐘
7	休息一天	

本週主要任務

運動 每組動作持續 30 秒，健身運動循環的總長度增加為 25 分鐘。想想看，生活中有哪些可以增加燃燒卡路里的機會（詳見第 98 頁），盡量增加活動量。試著將運動融入日常生活。

飲食 從第一週的飲食日記中挑出兩天，和本書的營養比重分配圓餅圖做比較（詳見第 79-80 頁）。利用圖示，想像各類食物應占的適當比例。幫自己打分數，看看自己的飲食習慣距離理想的比重配置還有多遠。你的早餐和下午茶都要包含多種維他命。此外，減少食量，增加進食次數。

每餐進食時間不宜間隔太久。

生活習慣 說服自己已經逐漸習慣更健康、更有活力的全新生活方式。每天都要佩帶計步器。本週的目標是每天 5,000 步（最終的目標是每天 10,000 步）。記下每天攝取多少蔬果，嚴格控制下午茶時間（4 點半）後碳水化合物和澱粉的攝取量。

本週 Tips

學習有意識而非情緒化的進食。找一張具激勵效果的魔鬼身材照片，貼在冰箱或是你每天都會看到的地方。努力幻想自己有一天也會擁有照片中的迷人曲線。

第三週

健身運動計畫

天數	運動項目	時間長度
1	健身運動循環（詳見第 104-115 頁）	● 每個動作重複 20 次 ● 總長度：30 分鐘
2	有氧運動（詳見第 92-94 頁）	● 40 分鐘
3	健身運動循環	● 每個動作重複 20 次 ● 總長度：30 分鐘
4	有氧運動	● 40 分鐘
5	健身運動循環	● 每個動作重複 20 次 ● 總長度：30 分鐘
6	有氧運動	● 40 分鐘
7	休息一天	

本週主要任務

運動 每組動作從原先持續 30 秒，改為重複 20 次，不論總共要花多久的時間。健身運動循環的總長度延長為 30 分鐘，有氧運動則延長為 40 分鐘。做完運動後別忘了放鬆與伸展肌肉。每天步行數增加至 10,000 步。

飲食 事先準備好每餐要吃的食物。利用小記事本規劃未來三天的飲食，並依此整理出採購清單。至少每兩週要去超市補貨一次。再次檢查食物儲存櫃、冰箱和任何堆放食物的地方，確認你已經把所有加速老化的食物都清得一乾二淨。

生活習慣 第一天早上先測量體圍，並進行 13 項測試中有關運動效能的測試，看看自己有沒有進步。仔細檢視身體各方面的變化，例如：肌膚散發自然光澤、手臂線條變得緊實、水桶腰向你說掰掰。當晚不妨小小慶祝一下，和朋友吃頓飯、來個全身按摩或做臉、血拼一件性感小洋裝。我們不反對你以任何形式慶祝——只要不碰酒精就好（酒精對消脂減重只會幫倒忙，還會使你提早老化）。

本週 Tips

　　昭告周遭親友你正在執行「逆轉時光密集計畫」，徹底擺脫過去不良的飲食習慣和生活方式。親友的鼓勵與支持是你堅持下去的原動力。提醒你：有些人就是見不得人家好，或是對你的改變感到渾身不對勁。當心不要被那些壞心眼或難搞的傢伙摧毀你的信念。

第四週

健身運動計畫

天數	運動項目	時間長度
1	健身運動循環（詳見第 104-115 頁）	● 每個動作重複 20 次 ● 總長度：40 分鐘
2	有氧運動（詳見第 92-94 頁）	● 50 分鐘
3	健身運動循環	● 每個動作重複 20 次 ● 總長度：40 分鐘
4	有氧運動	● 50 分鐘
5	健身運動循環	● 每個動作重複 20 次 ● 總長度：40 分鐘
6	有氧運動	● 50 分鐘
7	休息一天	

本週主要任務

運動 每組動作還是維持重複 20 次，但是健身運動循環的總長度延長為 40 分鐘。有氧運動則從原來的 40 分鐘增加為 50 分鐘。現在你應該已經可以輕鬆達到每天健走 10,000 步的目標了（運動時的步行數也算喔！）

飲食 隨著自然代謝率提高，不妨在本週一口氣戒掉所有刺激性飲料，包括咖啡、能量飲料及紅茶等。再來，把廚房徹底改頭換面，清除所有可能引誘你重回過去飲食壞習慣的垃圾食物（清單詳見第 73 頁）。晚上煮飯時多煮一些，用兩個保鮮盒裝好隔天要吃的兩餐。一份是午餐，另一份是下午茶。晚餐的分量應逐漸減少，才能擊退提早老化的壞因子。

生活習慣 試著做自己身體的學生：訂閱專業雜誌，補充健康 / 健身相關資訊。上網搜尋飲食 / 養生的網站，並訂閱電子報。若有人批評你的做法或提出建言時，記得先觀察他（她）的健康 / 身體狀況。記住，與其每天早上看著鏡中的自己，沮喪得抬不起頭，還不如輕鬆建立均衡飲食與適度運動的好習慣。

本週 Tips

放假時，從事和運動、健康飲食有關的活動。照顧身體可沒有假期！

第五週

健身運動計畫

天數	運動項目	時間長度
1	重量訓練循環（詳見第 116-127 頁）	● 每個動作持續 30 秒 ● 總長度：20 分鐘
2	有氧運動（詳見第 92-94 頁）	● 50 分鐘　● 盡量延長距離／時間
3	局部雕塑運動（詳見第 128-139 頁）	● 依照指示
4	有氧運動	● 50 分鐘　● 盡量延長距離／時間
5	重量訓練循環	● 每個動作持續 30 秒 ● 總長度：20 分鐘
6	有氧運動	● 50 分鐘 ● 盡量延長距離／時間
7	休息一天	

本週主要任務

運動 重量訓練的每個動作持續 30 秒，視體力決定重複次數（沒有上限），但是總長度縮減回 20 分鐘，之後視情況逐漸增加。有氧運動的時間長度維持不變，但是可以慢慢增加速度和距離。第三天起，開始執行「局部雕塑運動」。每組動作都要切實完成，做做樣子是沒效的。

飲食 本週的任務是發明兩道創意料理，但是一定要符合本書建議的營養素比重配置方式（詳見第 79-80 頁）。記住你喜歡的料理方式。未來幾個月，你會發明出許多一輩子受用的料理技巧。持續記錄每天的飲食內容，你會發現你的規劃和實際進食內容越來越趨一致。

生活習慣 再次測量體圍和進行「健康指數測試」，享受進步的成就感！我們常常因為太忙，而忘記運動或吃飯。別忘了，你可以為你自己和家人所做的最重要的事，就是照顧自己的健康。嚴格執行本書建議的原則才是王道。

本週 Tips

全心全力投入運動。提升運動的強度可以有效而迅速地擊退負面情緒和疲倦感。

第六週

健身運動計畫

天數	運動項目	時間長度
1	重量訓練循環（詳見第 116-127 頁）	● 每個動作持續 30 秒 ● 總長度：30 分鐘
2	有氧運動（詳見第 92-94 頁）	● 50 分鐘　● 盡量延長距離 / 時間
3	局部雕塑運動（詳見第 128-139 頁）	● 依照指示
4	有氧運動	● 50 分鐘　● 盡量延長距離 / 時間
5	重量訓練循環	● 每個動作持續 30 秒 ● 總長度：30 分鐘
6	有氧運動	● 50 分鐘 ● 盡量延長距離 / 時間
7	休息一天	

本週主要任務

運動 既然重量訓練現在對你來說已是輕而易舉，不妨將總長度延長為 30 分鐘。體力允許的話，可延長為 45 分鐘。增加啞鈴的重量（例如：1 公斤 /2 磅），加強每組動作的阻力。另一方面，持續增加有氧運動的速度。體力可以負荷的話，總長度可延長為 50 分鐘。利用第 7 天放假時間從事可鍛鍊心肺功能的全身有氧運動，例如：健走、游泳、騎單車或打網球等。

飲食 每天應該攝取足量（9 碗）抗老化的蔬菜。檢視你的飲食紀錄，看看你離目標還有多遠。將每日應攝取量平均分布到每一餐（詳見第 77-78 頁）。試著生吃 1/2 分量的蔬菜（有益健康又可幫助臉部運動）。訂位時，順便將你的飲食偏好告知餐廳。這樣做不但可以吃到你想要吃的食物，也展現你對廚師的尊重，更不會在點餐時東問西挑，浪費整桌客人的時間。

生活習慣 維持事先規劃未來幾天飲食的好習慣。不僅如此，盡量將飲食規劃融入工作和社交生活之中。這樣你更容易掌握你在用餐時間內吃進哪些東西。無法掌握飲食的人，通常也無法維持身材。在電腦的事件提醒功能或手錶鬧鈴設定點心時間，以便提醒你在正確的時間進食。

本週 Tips

　　隨時準備一些能量食物在手邊，包括：綜合蛋白質棒、蔬菜沙拉、水果等。

第七週

健身運動計畫

天數	運動項目	時間長度
1	重量訓練循環（詳見第 116-127 頁）	● 每個動作重複 20 次 ● 總長度：30 分鐘
2	有氧運動（詳見第 92-94 頁）	● 50 分鐘
3	局部雕塑運動（詳見第 128-139 頁）	● 依照指示
4	有氧運動	● 50 分鐘
5	重量訓練循環	● 每個動作重複 20 次 ● 總長度：30 分鐘
6	有氧運動	● 50 分鐘
7	休息一天	

本週主要任務

運動 本週起，重量訓練改為每個動作重複 20 次，總長度為 30 分鐘。做局部雕塑運動時，增加啞鈴的重量（例如：1 公斤 /2 磅）。有氧運動可以有些變化，例如：嘗試不同的健身器材、健走改成每隔一個路燈就慢跑一小段。

飲食 試著再「刪減」一些卡路里。譬如：烤肉前先將肉汆燙去油。烹調過程中或食用時不添加不必要的油脂、奶油或調味料。盡量買有機的新鮮食物，避免買保鮮膜或塑膠袋包裝的食物。增加生吃蔬菜的比例，這是因為當食物加熱的溫度高於攝氏 43 度（華氏 109 度）時，其中的重要酵素就會遭破壞。

生活習慣 第一天早上，測量體圍和進行「健康指數測試」。對自己多一點耐心；對自己的成就不妨大力讚賞。告訴自己甩掉脂肪比增加脂肪容易得多。外食時，不要點任何含過多脂肪或糖分、或造成身體負擔的料理。香煎魚排可以要求改成清蒸或火烤。點牛排時，可要求黑胡椒醬放在烤盤的旁邊，而不是直接淋在牛排上面。蔬菜改用清蒸方式烹調，不加奶油或任何沾醬。向餐廳提出這些要求時，態度要堅定。

本週 Tips

出現停滯期是因為身體對新的飲食及運動方式產生適應現象。「抗老化運動處方」中的運動對燃脂非常有效，可幫助代謝保持在巔峰狀態，但是你也得加倍努力運動才行。

第八週

健身運動計畫

天數	運動項目	時間長度
1	重量訓練循環（詳見第 116-127 頁）	● 每個動作重複 20 次 ● 總長度：45 分鐘
2	有氧運動（詳見第 92-94 頁）	● 50 分鐘
3	局部雕塑運動（詳見第 128-139 頁）	● 依照指示
4	有氧運動	● 50 分鐘
5	重量訓練循環	● 每個動作重複 20 次 ● 總長度：45 分鐘
6	有氧運動	● 50 分鐘
7	休息一天	

本週主要任務

運動 將重量訓練的總長度延長為 45 分鐘，每個動作重複 20 次。既然體適能已大幅改善，建議你挑戰一項新的運動或活動，例如網球或攀岩。第 7 天後，連續休息 3 天；之後再恢復重量訓練，每個動作重複 20-30 次，總長度維持在 45 分鐘。

飲食 現在你的飲食方式應該已經接近完美，務必保持已養成的好習慣。學習對接觸新食物抱持熱忱，試著去感受它們對你的影響或改變。陳年陋習戒除不易，因此你得格外當心，不要再次陷入「加速老化」的老舊行為模式。

生活習慣 本週的最後一天，測量體圍和進行「13 項健康指數測試」。計算你在每項測試中的分數進步了多少，把結果寫在對照表上，用力給自己鼓掌喝采。拍幾張「改造後」的照片，好好的和「改造前」比較一番。恭喜你！你已證明自己有智慧和毅力掌握外型與健康。我們不反對可以大肆慶祝，但是千萬不要因此鬆懈。如果你不會輕易違背對朋友的承諾，你應該也不會輕易違背對身體許下的承諾。達到目標體重之後，如何維持是你要面對的新課題。

本週 Tips

你已經達到目標的體適能了，現在再給自己另一個挑戰，例如：參加迷你馬拉松、減重塑身比賽或是慈善越野賽跑活動。

恭喜你完成任務

恭喜你！「改造後」的照片看起來美麗又有朝氣，不但比 8 週前年輕許多，而且從內到外都有明顯的改變。現在起，揮別過去的自己。過去這段時間以來，你已養成良好的飲食和運動習慣，換來充沛的體力與苗條的體態。

達成目標後，接下來就是要維持已經養成的好習慣。好習慣的養成需要時間與毅力。壞習慣卻能輕易地、趁你不注意時入侵，破壞你對自己的承諾。現在的你看起來健康迷人且充滿自信。但是你得時時提醒自己，你也是好不容易才達到今日的成果，以及你對現在的自己非常滿意。因此，不要破壞自己的承諾：我要恢復年輕活力與健康。

一旦覺得衣服有點緊，千萬不要自暴自棄，輕易改買大一號的衣服。苗條的身材來自飲食控制、了解照顧身體的方法及哪些運動處方可以讓你維持年輕活力。

人一輩子只有一個身體，所以你必須確保它的內在與外在都很正常。不要認為健康、體重的維持以及抗老化是靠運氣。每個人都有能力扭轉老化。只要你選擇正確的態度和行為，就能展現驚人的成果。

只要方法對了，老化絕對是可以控制的。我們應該保持積極的態度、勇於接受新的挑戰、對生命保持樂觀、抱持年輕、正面的想法。若我們總是悶悶不樂、焦慮、或充滿負面和悲觀想法，我們會老化得更快！研究顯示，健康的心理態度對老化有一定的影響力。今天起，保持樂觀與正面的態度，相信生命是自我實現的預言。照顧心理和照顧身體健康一樣：若我們對自己的思想、心理健康及幸福程度負責，就會活得更健康、更年輕、更長壽。

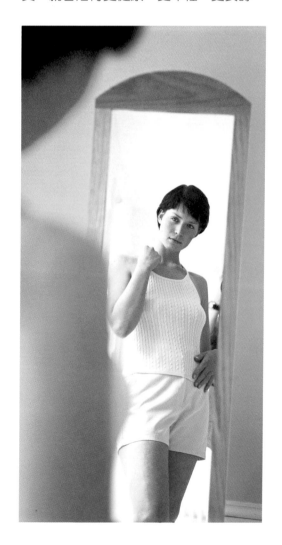

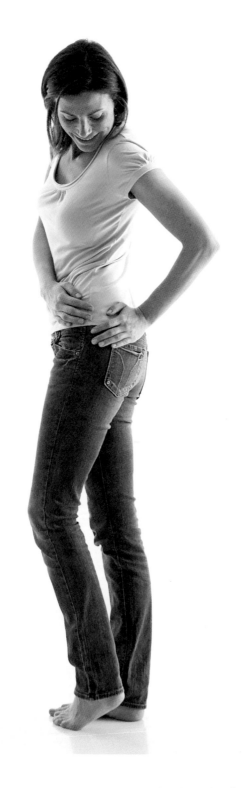

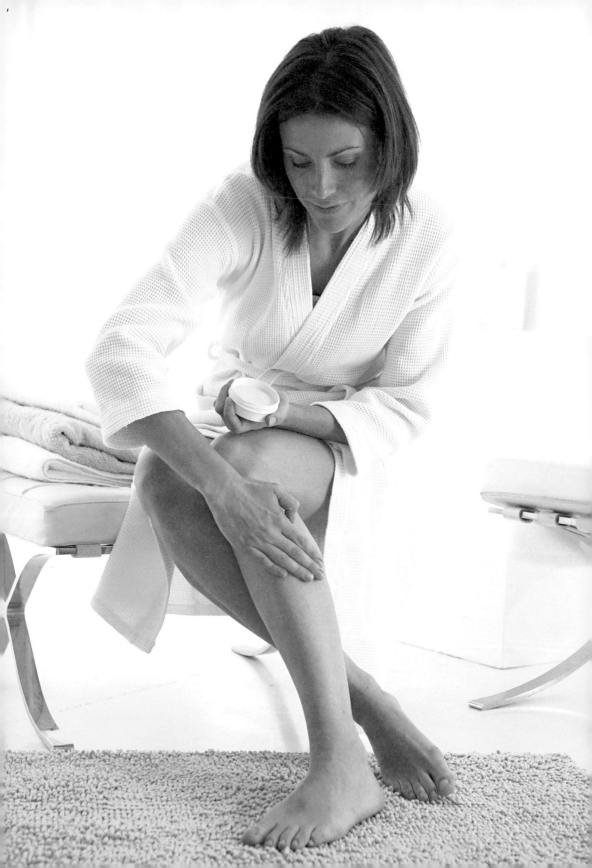

打造完美肌齡

其實我們吃進體內的比擦在皮膚上的東西對肌膚
的影響更大。遺憾的是，大部分的人都有擦保養
品的迷思。皮膚是老化最明顯的徵兆。想要年輕
又健康的肌膚，其實不需要花大錢購買昂貴的療
程或是實行步驟繁瑣的美膚計畫。均衡的營養、
足夠的水分及充足的睡眠，是改善和維持水嫩肌
膚的關鍵。

皮膚是你的保護衣

皮膚是全身面積最大的器官，對人體形成天然屏障，保護你不受環境中的壞因子或危險物質所侵。皮膚具有防水、抗菌及自我修復的功能，可以幫助身體維持恆溫，並排除體內毒素。

體內機制運作紊亂和環境中的外因性有害物質會對皮膚造成傷害，但是別忘了，我們吃進體內的食物才是真正影響肌膚健康的主因。皮膚細胞的生長是從內而外，也就是老化的外部組織由內部增生組織取代。事實上，皮膚細胞複製的快慢完全由飲食品質而定。

沒錯！你不但能控制自己的年齡，更能控制自己的外表。研究顯示，生活方式對健康、感覺及皮膚狀態有很大的影響。因此，你該開始思考如何改善健康和保護皮膚，而且越早越好。

還原肌膚老化過程

明亮有神的雙眼、豐潤的雙頰、細嫩光澤的肌膚、豐盈的雙唇及窄小的下巴是年輕臉龐的特徵。臉和身體一樣，有個「老化三角形」。隨著時光流逝，歲月逐漸在臉上留下痕跡，三角形也開始變形——臉頰部位的脂肪、肌肉和締結組織開始鬆弛下垂、鼻子、嘴角周圍出現皺紋、眼睛和嘴巴變得乾癟無力。接著，顴骨明顯突出、下巴越來越寬。各種表情所造成的細紋使得臉部看起來沉重無生氣、老態畢露。

過了 30 歲之後，人類生長激素的分泌減少，使皮膚的本質產生變化。由於皮膚可直接吸收的維生素大幅減少，所以如果飲食缺少基本維生素，皮膚就會加速老化。此時，皮膚細胞死亡的速度比身體製造細胞的速度來得快。此外，結締組織的質與量均明顯下降。臉部較常運動的部位開始出現細紋，像是眼睛四周或兩眉之間。

40 歲以後，皮膚淘汰老化細胞的速度大幅減緩，讓你看起來暗沉且疲累。由於膠原蛋白和彈性蛋白的流失、體內女性荷爾蒙雌性素與黃體酮等荷爾蒙分泌量下降，皮膚缺乏彈性的情況越來越嚴重，皺紋加深、肌理失去水分和活力。

50 歲以後，兩性均進入更年期。此時，體內正常荷爾蒙分泌量大幅下降。皮膚更薄、更缺乏彈性，皮脂腺的活動日益減少。臉部可能會因為骨質和肌肉流失，使其結構支撐功能下降，同時開始出現曬斑和老人斑。

外部肌膚療程和醫學美容手術

扭轉老化、恢復年輕肌膚不是件難事，有些保養品確實有保溼、淡斑及除疤等功能（詳見第 62-66 頁）。但是你只能以清洗、去角質等方式從外部保護肌膚。隨著醫學美容的發達，現在越來越多人利用醫學美容手術來改善膚質，特別是臉

部，像是做臉、化學換膚、磨皮、雷射、注射皮膚填充劑、肉毒桿菌、膠原蛋白或局部拉皮手術等。

我們認為，這些手術都是下下策，也就是不得已才用的方法。此外，接受手術前，你必須針對各種療法的正負面效果有全面、深入的了解，和專業醫師討論過，且看過真實案例，聽過真人告白之後，再做最後決定。潛在風險是你必須考慮的。

我們相信，你真的不需要砸大把銀子去動這些手術。只要聽從我們的建議，你的肌膚就會由內而外散發自然光澤。

改善膚質，現在開始！

接著介紹一些基本的護膚常識，實用又不浪費一毛錢。馬上開始行動，相信很快就會看到膚質顯著改善！

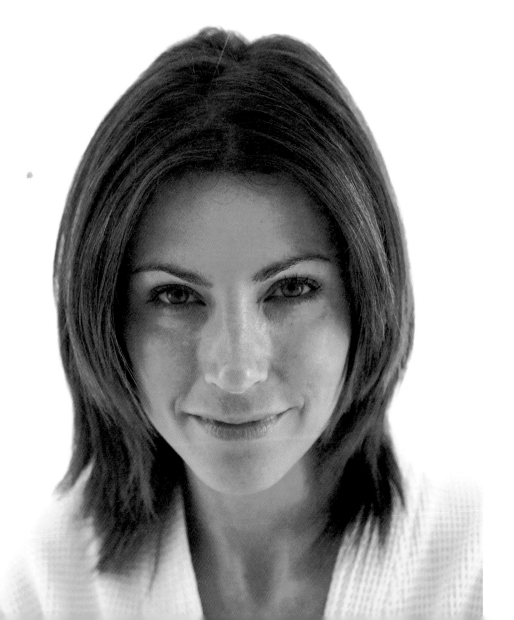

SOS! 搶救肌膚大作戰

以下是一些改善膚質的小秘訣，讓你的皮膚不再受到周遭環境帶來的傷害。

認識老化的殺手——紫外線 製造維生素D的過程中需要陽光，缺乏維生素D會造成嚴重的健康問題。但是穿著比基尼做日光浴對皮膚可不是件好事。記得擦防曬產品前，要先擦含有維他命C的乳液。此外，在太陽下最好戴寬邊帽，不但可以保護眼睛，避免紫外線傷害，還可以防止你因陽光刺眼而不斷眨眼，這可是魚尾紋找上你的最快途徑。

提防環境污染 住在大城市的我們，每天都要面對嚴重的污染問題，包括空氣、土地和水等。污染是加速皮膚老化的主因之一。信不信由你，空氣污染對心血管系統的傷害和每天抽煙的效果一樣可怕。

大量攝取水分 酒精和所有含咖啡因、鹽分及糖分的食物和飲料，都會加速皮膚細胞內水分的流失，使細胞出現乾癢、剝落及皺紋等現象。水在每項體內系統的運作過程中都扮演非常重要的角色，不但能讓我們保持最佳精神狀態，更能潤滑關節與維持年輕光采的肌膚。建議盡量選擇過濾水。

放鬆心情 正面的壓力有助身心健康，但是負面的壓力會增加體內自由基的數量，加速老化。去放鬆一下吧！還記得上次放完長假後，同事稱讚你的肌膚散發自然光澤嗎？

改善飲食 飲食對膚質有很大的影響，均衡的飲食不但能延緩皺紋生成，更能減少各種皮膚問題的產生，包括面皰、出油、乾燥、粉刺和長癬。不良的飲食習慣會破壞臉部和身體其他部位支撐肌肉的結構，缺乏養分和抗氧化劑則會導致肌膚鬆弛。此外，內分泌失調也會反映在肌膚的狀態。戒掉吃加工精緻食物及喝酒的壞習慣，多吃全麥食物，增加纖維攝取量。每天應該吃8~9份有機的新鮮蔬菜、2~3份有機水果和適量的有機、精益蛋白質（詳細內容請參閱「窈窕活力飲食法」）。想要活化肌膚，必須要有充足的養分並徹底戒除煙和酒。每天早上最好都能來一杯新鮮果汁或綜合蔬果汁。

戒煙與健康

抽煙時嘴部的運動會加速皺紋生成。此外，抽煙本身會產生大量的有毒化學物質，這些物質會產生自由基，破壞健康的皮膚。當皮膚細胞吸進縷縷白煙時，微血管會處於極度缺氧的狀態。最後，抽煙還會影響皮膚的色澤、彈性和整體健康。除上述之外，以下是你必須立刻戒煙的原因：

- 增加罹患下列疾病的風險：心臟病、中風、肺氣腫和其他肺部疾病，包括肺癌。
- 喘不過氣以及無法像一般人輕鬆運動。
- 減少受精機率；在懷孕過程中，對胎兒造成風險。
- 體力下降，注意力無法集中。
- 味覺和嗅覺受損。
- 二手煙危害他人健康。

如果你無法自行戒煙的話，建議你請教專業醫師正確的戒煙方式。

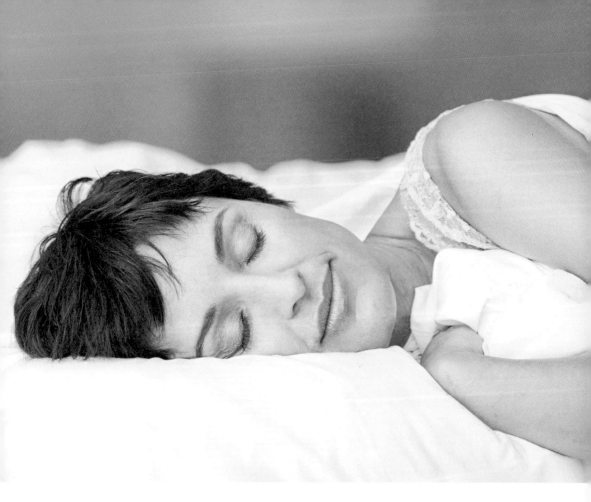

多做運動 運動對維持肌膚健康很有幫助，運動時吸入的氧氣能將養分輸送到皮膚，活化全身細胞。運動肌肉能強化淋巴功能，並有助於排毒和消除橘皮組織（詳見第 68 頁）。 有運動習慣的人比沒運動的人看起來更年輕、更有活力。

維持標準體重 體重的增加或減少會造成皮膚突然伸展或緊縮，所以會致使皺紋生成。

攝取正確的保健食品 選擇高品質的有機亞麻油（omega-3）、綜合維他命 / 礦物質作為每天的保健食品。這些營養素有助於改善膚質，讓你活得健康又美麗。

建立良好的睡眠模式 充足的睡眠有助於膠原蛋白和彈性蛋白的生成。夜晚是修復及保養體內組織的最佳時機，但是到了睡眠循環的後期身體才會啟動這項機制。因此，每天應該睡足 7~8 小時。

檢視荷爾蒙 睪酮下降會導致皮膚變薄、彈性變差。你應該找抗老化的專業醫師幫你檢查荷爾蒙分泌是否正常。

注意身體的變化 如果皮膚出現不正常且原因不明的變化——例如：出現痣、腫塊或是大面積脫皮。建議你立即去看醫生，做進一步的檢查。

保養基本常識

皮膚是身體外部健康的衡量標準。適度運動加上均衡的營養攝取，血糖和胰島素得以維持平衡。此時，體內毒素減少，肌膚散發光澤，整個人看起來容光煥發、活力四射。除了執行「逆轉時光密集計畫」外，我們還要教你一些獨門淨膚排毒訣竅。第一個要建立的正確觀念，就是徹底清潔肌膚和擦對的保養品一樣重要。由內而外、雙管齊下的肌膚保養才是維持健康、延緩老化的上上策。

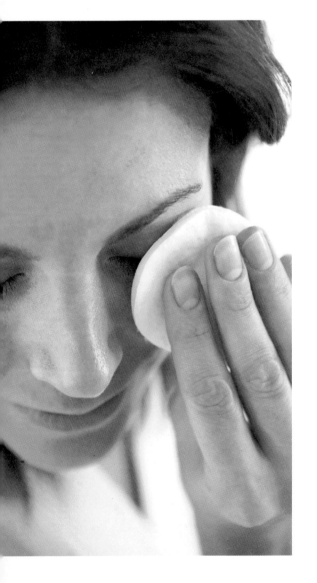

清潔肌膚的正確順序

清潔是肌膚保養最基本也是最重要的一環。正確的清潔可以去除汗漬、角質、化妝品、空氣中的汙物和雜質。每天晚上不論多累，上床前一定要徹底清潔臉部。建立一套完整的清潔程序，並確實執行。程序應包括清潔、去角質（必要時）、擦保溼等保養品時，動作要盡量輕柔。專家對是否應使用化妝水和去角質產品有很多不同的意見。我們建議你，選擇自己覺得舒服的方式就行。

● 仔細閱讀產品標示，避免買到含有刺激性成分的產品（詳見下文）。如果你是敏感性膚質，避免任何含色素或香料的產品。

● 卸妝時動作要輕柔而仔細，使用卸妝棉和溫和的眼部卸妝液，才不會破壞眼睛四周細緻的組織。

● 沖澡最好動作迅速但是要徹底清潔身體。長時間以高溫熱水沖澡或泡澡，容易使皮膚乾癢。

● 使用添加油脂和潤膚成分的溫和洗面皂（仔細閱讀包裝上標示的成分）。避免使用洗淨力強的洗面皂，以免洗去肌膚表

面保護的油脂。

● 選擇輕柔、不傷肌膚的磨砂膏，維持肌膚表面的平滑。

● 眼睛四周的肌膚是最先出現老化徵兆的地方。因此，建議你養成擦眼霜的好習慣。眼霜的正確使用方法：指腹由外而內，以畫圓的方式輕拍眼睛四周。

● 想知道身體是否需要擦保溼產品？洗完澡後 20 分鐘，若肌膚覺得緊繃，就該擦乳液。若覺得肌膚乾燥缺水，應該在水分還停留在皮膚時，立刻擦乳液。

● 每天洗完澡後，以毛巾輕柔地拍打全身，吸乾水分，並立刻塗抹滋潤的保溼產品，鎖住肌膚中的水分。同樣以輕柔的方式拍打肌膚，由下往上，加速肌膚吸收。

　　避免提早老化不只是女性同胞的工作，肌膚保養對男性來說同樣重要。刮鬍子很傷皮膚。刮鬍子後，皮膚變得脆弱且暴露在外界的有害物質中。因此，刮鬍後應該使用天然有機、滋潤的刮鬍水，給肌膚補充水分和養分，形成對抗外因性有害物質的屏障。晚上也應該徹底清潔臉部，而且也要擦晚霜。

抗老產品剖析

　　「女人的錢最好賺」真是說的一點也沒錯。保養品製造商對抗老產品的吹噓通常沒有科學根據。建議你請教皮膚科醫生或抗老化的專業醫生，根據你的膚質和年齡，推薦適合你的產品。以下是一些經科學證實，抗老產品應有的成分：

● 果酸（Alpha-hydroxy acids; AHAs）及

水楊酸（Beta-hydroxy acids; BHAs），萃取自柳樹皮，能去除肌膚表面老化及死亡細胞，改善肌膚外觀。缺點是刺激皮膚，不過水楊酸較果酸不具刺激性。

● 維他命 A 藥膏（處方藥）能加速新細胞生成，對活化肌膚有很棒的效果，缺點是同樣具刺激性。

● 含維他命 A、C 和 E 的乳霜有保護肌膚和抗氧化的效果，可以改善血液循環和增加膠原蛋白生成。

保養品的省思

　　談到保養品，大家腦中浮現的不外是化妝水、乳液或晚霜等琳琅滿目的產品。但是別忘了，美容保養產業的產值可是高達數百萬美元，且各家品牌在推銷自家產品時，都是無所不用其極要把錢從你的口袋挖出來，以致消費者很難分辨哪些是正確的資訊，同時不知該如何選擇保養品。其實只要睡眠充足、建立正確的飲食與運動習慣，肌膚自然就會水嫩健康、散發光澤。此外，盡量選有機或化學物質含量低的產品，因為這些產品成分較天然，不含有毒物質（但並非所有天然成分都沒有毒性）。

　　皮膚是身體最大的器官，不管你塗什麼在身上，都會被皮膚吸收。研究報告指出，皮膚會吸收保養品中約 60% 的化學成分。這些化學物質進入血液系統後，累積在人體的主要器官裡。之後會被運輸到肝臟，弱化肝臟的排毒功能，加速體內毒素累積。想保有健康有光澤的肌膚，一定要了解保養品的成分。以下介紹 4 項應該

避免的成分：

- 對羥基苯甲酸甲酯（Methyl paraben）：這是一種防腐劑，常用來延長保養品的保存期限。敏感肌膚對這種成分與其分解物質，包括丙基（propyl）、對羥基苯甲酸丁酯（butyl）、羥基苯甲酸乙酯（ethyl paraben）等，可能會產生紅腫、破皮或過敏反應。

- 丙烯乙二醇（Propylene glycol）：主要功能：增加保養品的柔滑質感並強化穩定性，煞車油和抗凍劑中也有這種成分。

- 月桂醇聚醚硫酸酯鈉鹽（Sodium lauryl sulphate）：它是一種界面活性劑，具良好的起泡及去油作用。洗髮精產品大多含有這種成分。它會帶走肌膚中的天然油脂，使化學物質更容易進入體內，且可能產生破皮、紅腫、掉髮及過敏等反應。

- 人工合成香精（Synthetic fragrances）：極容易導致肌膚過敏。常用在香水和許多香味較濃郁的保養品。大多數香精含有毒性，惟目前沒有相關法規予以規範，或公告禁止保養品添加該成分。

正確的防曬觀念

光線很重要。陽光不但可以讓人心情愉快，對維持身體與肌膚的健康更有莫大的助益。但是過分曝曬也會對肌膚造成傷害或加速老化，所以取得適度的平衡非常重要。含氧化鋅和二氧化鈦成分的防曬產品是最有效的。在戶外時，盡量以長袖衣物或帽子遮陽，因為皮膚會吸收防曬產品的化學物質，加速體內毒物的累積。如果不得已要擦防曬產品，記得先擦一層抗氧化乳霜。

肌膚也需要運動！

有氧運動可以有效改善血液循環。由於富含氧氣的血液進入體內的每個細胞，使得養分得以被吸收，加速新細胞的淨化排毒功能。重量訓練可使骨骼和肌肉保持年輕、柔軟有彈性，維持骨質密度與肌肉形狀——這些都是美麗肌膚的基本條件。強化臉部肌肉的運動可藉由刺激淋巴，加強排毒功效（詳見第 68-69 頁）、改善肌肉形狀。頸部、胸前、上臂、大腿內側及腹部的肌肉結實，可以緊實線條，不易下垂或長皺紋。

美肌緊膚抗皺霜 DIY

經實驗證實，雷公根能增加膠原蛋白的產生。買一罐濃度 40％的積雪草精華液，和可可脂或荷荷芭脂充分混勻。可可脂或荷荷芭脂是最好的潤膚劑，因為它們保護肌膚，防止化學變化，破壞膠原蛋白的可溶性與穩定性。此外，也可以軟化肌膚、強化彈性。兩者混勻後就是富含蛋白質的緊膚抗皺霜。

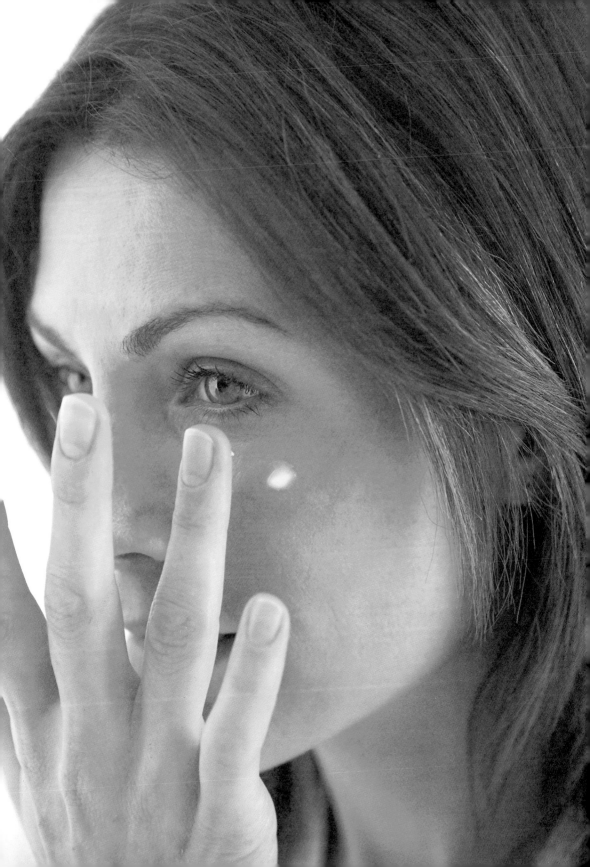

照顧淋巴系統

淋巴液是一種流通全身的透明液體，功能是清潔組織，避免毒素、細菌和其他廢物堆積，讓皮膚散發光澤並維持健康。分散在全身的淋巴節有過濾廢物的功能。淋巴液的流動完全仰賴肌肉的使用和力量大小，它無法自己產生流動的力量。當淋巴液流動緩慢或停滯不動，惱人的橘皮組織就會出現。均衡的飲食、適度的運動和正確的按摩可以幫助淋巴液順暢的流通。

消除橘皮組織

橘皮組織是成年女性普遍存在的皮膚問題，常出現在女性的側腰、大腿和臀部，但是越來越多男性也有這項困擾，男性通常是出現在腰部和臀部後方。我們的肥胖細胞由彈性纖維和結締組織所包圍，由血液和淋巴系統為它們服務。隨著年紀增長，結締組織變得軟弱無力，無力支撐肥胖細胞。同時，由於肥胖細胞變得越來越飽滿與硬挺，導致肥胖細胞開始擠壓淋巴管，使血液和淋巴液的流動減緩或停滯，加速毒素堆積。最後，皮下脂肪體積增加，脂肪堆積最厚的地方變得非常明顯，最終呈現出海綿狀、凹陷的橘皮狀外觀。

很多人都深受橘皮組織的困擾，但其實橘皮組織只是脂肪肥大結締組織形成局部脂肪過剩的一種皮膚現象。事實上，你可以透過改善飲食習慣和從事正確的運動（詳見本書「抗老化運動處方」），成功地消除橘皮組織。橘皮組織不可能在短時間內自動消失，但是只要下功夫，你絕對可以向它說掰掰，誓言不再當個「橘子妹」！

保溼產品（選擇性使用）

我們建議你每週做一次 DIY 拉皮，滋潤肌膚（只需要一點點乳霜）、刺激循環、上提收緊肌膚。經過繁忙的一週或週末狂歡後，這套動作可有效舒緩肌膚的壓力。為增加樂趣，你也可以幫另一半或是朋友做。

1. 沾一點保溼產品在手上，以手指加溫後，輕輕拍打臉部、頸部和胸部。
2. 從乳溝處，由下而上以輕拍方式按摩，輕輕滑到下顎處，兩手交替拍打。
3. 重複前面的動作，將乳霜均勻地沿著下顎按摩至雙耳，越過雙頰，由內而外按摩。

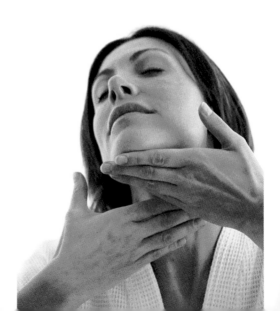

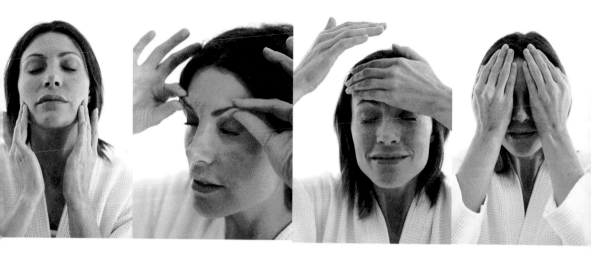

活化淋巴循環的按摩

　　臉部和頸部大約有 160 個淋巴節。以下介紹的按摩是在淋巴管壁上施加溫和的壓力。這組按摩能有效改善臉部浮腫、眼睛充血或黑眼圈等問題，並刺激與強化皮膚細胞。

1. 中指與無名指放在耳垂後方，以畫半圓的方式輕輕地按壓，每次停留三秒後放開。不要以手指用力拉扯皮膚，而是用手指在皮膚上輕輕的移動。重複上述動作，慢慢地將手指往下移動，經頸部滑到鎖骨。重複三次後，再從耳後開始。

2. 中指和無名指放在下巴中間，以畫半圓的方式輕輕地按壓，每次停留三秒後放開。沿著臉部輪廓往上按壓至雙耳。重複三次。

3. 中指與無名指放在鼻子下方，以畫半圓的方式輕輕地按壓，從臉頰內側往外推至耳垂。重複三次。

4. 手指移到鼻子兩側，以無名指沿著鼻翼往上按壓至兩眼內側、眉毛下方穴道。重複四次。

5. 從眉毛開始沿著鼻子到太陽穴，食指和大拇指輕掐住眉毛，每次施壓三秒後放開。手指從眉毛的外側邊緣移至眼下骨頭突出處，重複上述動作，回到眉毛內側為一個循環。這個區域通常比較緊繃，可重複三到五次。

6. 雙手手掌稍微彎曲成捧物狀。從額頭往上按摩至髮線。重複八次。

7. 中指與無名指放在太陽穴上，以畫半圓的方式輕輕地按壓眼睛外側。重複三到五次。

　　以大拇指和食指按摩雙耳，自耳垂由下往上來回揉捏、輕拉耳朵。重複三次（一般人保養肌膚時，經常忽略雙耳，使耳朵過早出現老化徵兆）。

8. 最後，摩擦雙手，以雙手輕輕包住雙眼，溫熱臉龐。以深呼吸的方式吸氣、吐氣。練習腹部呼吸，全身放鬆。

　　建議你每天（或每隔一天）晚上完成臉部清潔保養後，進行這組按摩。上班時間做也有很好的舒壓效果喔！

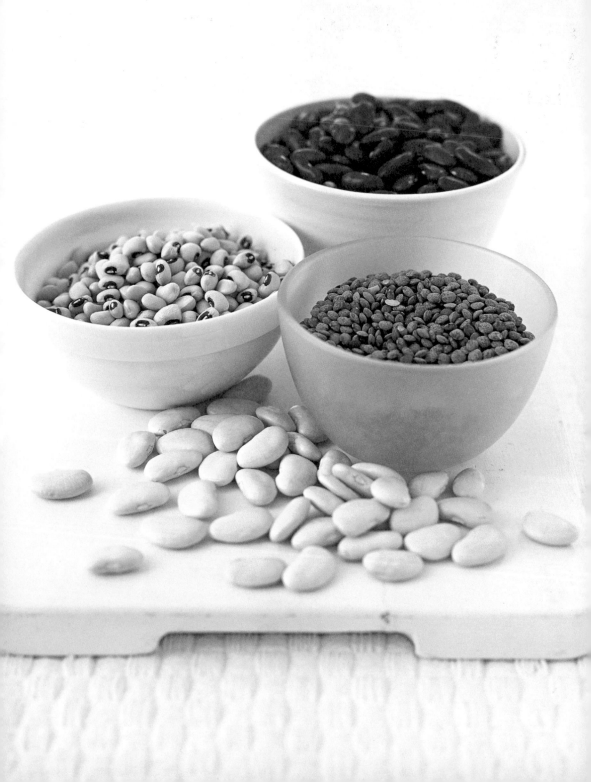

窈窕活力飲食法

沒人能挑戰均衡飲食對健康和體能的重要性。養成正確的飲食習慣能讓你增強活力、改善睡眠品質、強化頭髮與指甲韌性、肌膚飽滿豐潤、氣色好、雙眼明亮有神、增強力氣和耐力。最重要的是，減重與窈窕身材再也不是夢！

決定人生的飲食

由於人是生物有機體，因此飲食、運動習慣及排毒機制對人體健康有著決定性的影響。當然，這些也會影響人的外表和心情。研究人員發現，現代人由於飲食習慣的改變，多數人從日常飲食中無法攝取足夠的養分，維持最佳健康狀態。

我們今天做的每件事都會對身體運作及未來發展產生深遠的影響。大家都知道，養成運動的好習慣能幫助你扭轉老化，但為了讓運動產生最大效率，身體需要正確及足夠的營養素。結合正確的飲食與適度的運動是保持體態纖盈與健康最快也最棒的做法。

保持年輕怎麼吃？

不論你從垃圾食物中攝取多少能量和卡路里，若缺乏各類健康食物的均衡攝取及正確的飲食習慣，在體內的新生細胞來不及汰換老舊細胞的情況下，身體還是免不了快速老化的宿命，更別想有免疫力防止身體受病毒和疾病攻擊。新舊細胞無法及時代換就是快速老化的真正原因，同時也解釋了為什麼每個人老化的速度不一。

事實上，你可以學習做自己身體的學生，攝取有益健康的營養素，就能為身體創造扭轉老化的有利環境，同時改善健康，維持身體機能正常運作，而且不容易生病。記住：讓你健康的不是單獨一種營養素，而是營養素的「正確組合」。飲食中只要缺乏少數幾種維生素或礦物質，就會產生骨牌效應，影響整體健康。

只減體重，不減健康

能減掉多少重量或燃燒多少脂肪取決於身體機能的運作是否正常。體重過重代表健康亮紅燈，因為健康的身體不需要囤積任何多餘的脂肪做為燃料。多餘的體重只會加速老化，不但讓你活力盡失，更增加關節、韌帶及心理的負擔，甚至造成血管發炎與受損。

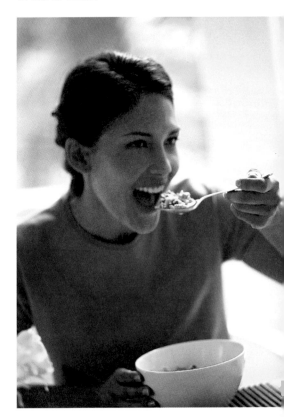

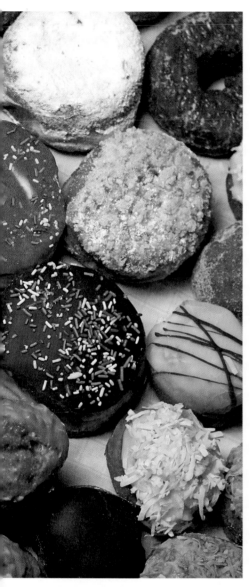

十六項「加速老化」食物大公開

馬上檢視食物櫃、冰箱及任何儲存食物的地方，丟掉所有「加速老化」的食物。

- 「米色」食物（糕點、甜甜圈、蛋糕、餅乾、瑞士捲、烤派）
- 「白色」食物（義大利麵、白飯、白麵包、加工或精緻穀類食品）
- 酒精（可以放回食物櫃，但是只有特殊或重要場合才可小酌）
- 硬乳酪
- 濃稠、高熱量的醬料
- 反式脂肪（大部分的人造奶油、抹醬和烘焙食物）
- 碳酸飲料（包括低／減糖的飲料）和水果口味的飲料
- 食用油、植物奶油、奶油、豬油、白色植物脂肪
- 油炸食物、熱狗、罐頭肉品、香腸、肋排、義式臘腸等
- 美乃滋
- 炸薯片及洋芋片
- 糖果、奶油、冰淇淋、巧克力
- 甜度高的早餐穀片
- 牛奶和加工乳製品
- 燒烤及裹粉油炸食物
- 快速加熱食物

　　想重拾年輕，你必須了解，人體不只是一部燃脂機器。減重不一定要嚴格控制卡路里。執行本書的原則能讓你以健康的方式減重，而且效果加倍！相信你不會反對，看著脂肪一吋吋的消失，穿上清涼小可愛，展現緊實線條能給你無與倫比的成就感。改造自己永不嫌晚，健康減重的關鍵在於持之以恆地執行新的生活方式；和自己的身體合作，而不是與它對抗。我們要的不是短期的節食減肥計畫，而是長遠的美膚保健規劃。能成功維持體重超過 5 年的人有個共同點——他們不會設定不切實際的目標體重，而是循序漸進地改掉過去的壞習慣，勇於面對並解決問題。

天然食物與均衡營養素

隨著科技進步，市面上充斥著各種「奇效飲食」。其實數千年前祖先吃的食物才是對身體最好的食物：狩獵、捕魚、新鮮蔬菜、季節性水果和種子，重點是以盡可能簡單的方式烹調。這些天然、美味、未經加工的「超級食物」有效限制及修復氧化劑對體內 DNA 所造成的傷害，有助於維持年輕。吃太多高密度加工穀類與糖類食物只會限制身體運作效能，有損健康。

身體無時無刻都在消耗卡路里，因此需要各種營養素維持器官、結構及功能的正常運作。你吃進的食物是維持生存所需的養分，所以身體不斷地退化與再生。今日的飲食和運動習慣將會影響你明日的健康，營養和運動的品質一樣重要。

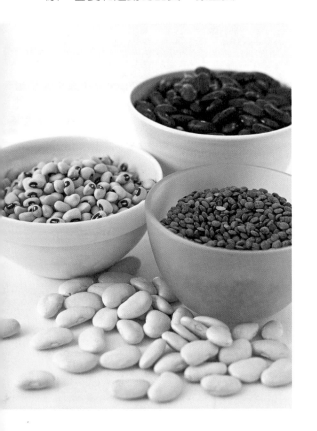

完美的均衡

大自然提供我們所需的各種食物，是人類生存及世代繁衍的獻禮。我們吃進體內所有的維生素、營養素、礦物質、化學物質和酵素，在大自然中都是以完美均衡的狀態存在，好讓人類維持健康最佳狀態。以下是維持健康的基本營養素——蛋白質、脂肪、含澱粉的碳水化合物（穀類和根莖類蔬菜）、纖維碳水化合物（各種顏色的葉菜類蔬菜）及簡單碳水化合物（水果）。

日常飲食中，均衡營養的比重配置如下：蛋白質攝取量宜占每餐熱量的 30％、所有種類的碳水化合物宜占 60％、（好的）脂肪則應占 10％。每餐都應該由正確比例的碳水化合物、蛋白質和脂肪所組成（分配比例詳見第 79-80 頁的「營養比重配置圓餅圖」）。

蛋白質

蛋白質是身體所需的基本元素，但是蛋白質的品質和數量同樣重要，其中品質取決於體內胺基酸的平衡。蛋白質有助於維持肌膚清透、甲狀腺機能正常、心情保

蛋白質來源

蛋類 *	蛋白質替代食物 *	海洋植物	鮭魚
水煮蛋	紅豆	蝦仁	沙丁魚
蛋捲（只有蛋白）	杏仁牛奶		黑鱸魚
水煮荷包蛋	各種豆類	**魚類**	鰩魚
炒蛋（不加起司）	鷹嘴豆	鯷魚	鰈魚
*來源：雞或獵禽類	鷹嘴豆泥沾醬	跳魚（藍魚）	劍魚
*盡量在早上食用	扁豆	鯛魚	鱒魚
	藜麥	鯉魚	鮪魚
乳製品	植物素肉	鱈魚	大菱魚
鄉村乳酪（低脂）	黃豆製品	比目魚	小鯡魚；銀魚
冷凍優酪（搭配新鮮	馬豆	斑魚	牙鱈魚；石首魚
水果）	豆腐	黑線鱈魚	
蛋白質	丹貝	大比目魚	**肉類** *
優酪（天然、活性、	*素食可用	緋魚	牛肉
有機）		紐西蘭無須鱈魚	野味；獵肉
	帶殼及其他海鮮	（Hoki）	火腿（自腿骨剝下的
家禽類 *	螃蟹	磷蝦	新鮮肉品）
雞胸肉或火雞胸肉	龍蝦	鯖魚	羊肉
瘦絞肉（雞肉或火雞	貽貝	鮟鱇魚	肝臟（小牛或小羊）
肉）	牡蠣	烏魚	小牛肉
*去皮、有機	蝦	海鱸魚	*只吃瘦肉部分
	貝類	綠鱈	

持穩定、關節運動正常等。此外，蛋白質也能對大腦內下視丘的飽食中心產生正面影響，有助於控制食慾。因此，下次想吃餅乾、蛋糕或冰淇淋之前，不妨先來分烤雞胸肉（上面擠一點檸檬或萊姆汁會更美味），包準能壓下你對甜食的誘惑。

正餐盡量攝取無脂肪的蛋白質，因為它對加速新陳代謝和抑制食慾很有幫助。蛋白質仍然有發熱值，所以建議晚餐可吃魚和雞胸肉。若想嚴格控制體重，建議食用蛋白，因為它是蛋白質來源中脂肪含量最低的。可將三個蛋白搭配一個蛋黃的組

合放進飲食計畫中。

　　儘管許多研究已證實吃魚的好處，但是我們吃的魚類是否安全仍是許多人關切的問題。由於工廠及家庭等大量排放汙水，許多河川都被重金屬和農藥等毒素汙染。建議盡可能選擇有機、野生、線網捕撈的南海魚。

　　比起靠採集狩獵為生的祖先，現代人攝取大量精緻穀類食品，優質的無脂肪蛋白質卻攝取得很少。正因如此，肥胖成為嚴重的全球性問題似乎是必然的結果。

脂肪

　　脂肪的功能是製造荷爾蒙、執行大腦的各項功能、潤滑關節與儲存能量。

身體雖然不需要很多脂肪，但是它很重要。現代人飲食中含有太多加工的油脂及隱藏性的脂肪，沒有人體真正需要的Omega-3 健康脂肪，有的只是較不健康的 Omega-6 脂肪（穀類食物）。從天然的植物來源攝取脂肪比較健康，例如未經加工處理的有機亞麻子、胡桃、南瓜、大麻籽或大豆提煉油。避免氫化人造奶油、飽和脂肪、精緻加工油和人工處理的氫化油，這些油脂含有過多的化學物質，會傷害人體的細胞結構。別忘了 1 公克的脂肪和油會產生 9 大卡的熱量，是蛋白質和碳水化合物的兩倍以上。因此，若想改善健康或減重，必須小心選擇油脂的來源並注意攝取量。

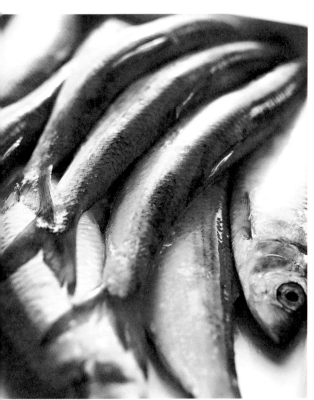

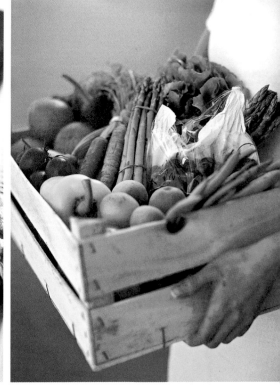

健康碳水化合物的來源（盡量購買有機食物）

水果（最好是早上吃，而且要生吃）				
蘋果	小紅莓	奇異果	柳丁	檸檬
杏桃	紅醋栗	金桔	木瓜	覆盆子
酪梨	椰棗	檸檬	百香果	大黃
香蕉	接骨木莓	萊姆	桃子	草莓
黑莓	無花果	洛甘莓	西洋梨	橘柚
藍莓	醋栗	荔枝	鳳梨	柑橘
波伊森莓（小藍莓）	葡萄柚	芒果	蜜李	西瓜
櫻桃	葡萄	哈蜜瓜	番石榴	
山楂	芭樂	油桃	蜜棗	

含澱粉的碳水化合物（最好是早上吃）				
大麥	大麻籽	秋葵	野米	大頭菜
豆類	扁豆	歐洲蘿蔔	黑麥	麥麩碎片
甜菜根	亞麻子	玉米粥或玉米糕	黑麥脆餅	全麥餅皮
糙米	小米	罌粟籽	芝麻	山藥
蕎麥	早餐穀片（低脂、低糖、低鹽）	燕麥粥	斯佩爾特小麥	藜麥
碾碎的乾小麥	燕麥麩	馬鈴薯	節瓜	甜玉米
煮熟的紅蘿蔔	燕麥餅	南瓜	太陽花籽	
豌豆	燕麥片	南瓜子	蕃薯	

含纖維或不含澱粉的碳水化合物（每一餐都要有）				
苜蓿芽	大白菜	節瓜	歐芹	西洋水芹
朝鮮薊	綠花椰菜	小黃瓜	甜椒類（種類不拘）	洋蔥
蘆筍	甘藍小包菜	茴香	白蘿蔔	番茄
茄子	高麗菜	芥藍菜	火箭菜	
竹筍	紅蘿蔔（生吃）	韭蔥	紅蔥頭	
豆芽菜	花椰菜	西生菜	菠菜	
豆類（四季豆、綠豆、黃豆）	芹菜（生吃）	豌豆莢	甜碗豆	
甜菜頭	細香蔥	香菇	牛皮菜	

碳水化合物

　　碳水化合物是身體主要能量來源。有些是來自能快速補充能量的簡單食物，像是食品外包裝上標示、或是加工食品的糖類（果糖、蔗糖及麥芽糖等）。精製（或經加工處理）碳水化合物的食物則包括白麵包、甜的早餐穀片、通心粉、白麵粉製成的麵條。這些食品在製作過程中，纖維和大部分的營養素都已流失（如麥麩和穀類中的胚芽）。

　　複雜的碳水化合物（聚合醣類）富含營養素和纖維素，通常可在蔬菜、水果和全穀類食物中找到。蔬菜不僅是很棒的抗老化食物，對控制體重也很有幫助。每份蔬菜的熱量只有 25 大卡，遠低於每份水果（60 大卡）、澱粉（超過 80 大卡），以及速食（高達 500 大卡）的熱量。聚合醣類是抗老化的首選，精製的碳水化合物會搾乾你的健康和活力。第 77 頁所列不含澱粉的常見蔬菜，可以盡情享用。

乳製品與鈣質

　　很多人對牛奶的功效持不同意見。有些人認為牛奶對孕婦很重要，可促進胎兒生長，並維持骨骼健康。但是世界上有 2/3 的人口不食用乳製品。很多人不太能消化乳製品，甚至會引起過敏或脹氣，所以我們的清單裡只有列了幾項富含蛋白質的乳製品。若擔心鈣質攝取量不夠，試著從乳製品以外的來源攝取，像是花椰菜、杏仁和沙丁魚，或以鈣片及維他命 D 保健食品代替。提醒你，100 公克（4 盎司）的花椰菜所含的鈣質比一杯牛奶還多。

一次網羅十大「抗老化超級食物」

沒有健康，長壽就沒有意義。以下十大抗老化食物，多多食用能夠增強體能、減緩衰退。

1. 蛋白質 —— 野生魚類、自由放養的家禽、以有機方式圈養的家畜、扁豆、豆腐及藜麥。

2. 有機蔬菜 —— 最好是生吃、顏色和纖維種類越多越好：新鮮綠色蔬菜，例如：菠菜和英國菠菜；橘色蔬菜，如紅蘿蔔、蕃薯和南瓜（富含胡蘿蔔素）；紅色食物，例如：番茄（富含能有效促進健康的茄紅素）；綠色薹苔屬蔬菜，如：有防癌效果的高麗菜、青花椰菜以及高麗菜心。

3. 新鮮果汁或綜合蔬果汁 —— 最好以果汁機調理，因為這比用榨汁機更能保留蔬果中的纖維。

4. 新鮮的有機水果 —— 各種顏色的水果都要均衡攝取。

5. 新鮮或曬乾的大麥草或小麥草

6. 發芽種子

7. 有機草本植物或香料

8. 有機、未經加工的大麻籽油

9. 過濾水或蒸餾水

10. 花草茶

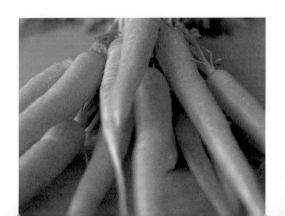

營養比重配置圓餅圖

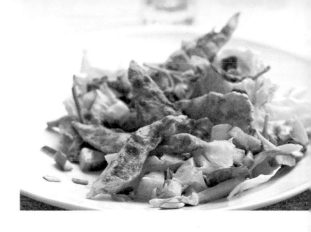

唯有每一餐的蛋白質、碳水化合物、纖維和脂肪按正確比例分配，身體才能有效的攝取養分，同時不會產生剩餘，轉化成脂肪儲存在體內。

　　我們提供的「營養比重配置圓餅圖」讓你一目了然，知道每餐中各項營養的比重，並對一天吃進多少食物有較清楚的概念。

　　將 80 頁的圓餅圖想像成餐盤，分成四份。每四分之一代表「一份」。蛋白質及碳水化合物的健康來源請參考第 75 頁和 77 頁。

規劃未來 3 天的飲食

　　一般人都會規劃未來，從決定下週的會議時間到規劃子女的教育問題。很多大忙人的行程甚至可以一路排到 6 個月之後。奇妙的是，很少有人會為自己最重要的資產——也就是身體和健康予以規劃。然而，規劃飲食卻是雕塑身材與減重成功的關鍵。

　　沒有事先計畫，就無法掌控吃進體內的食物。通常忙了一整天後，下了班回家，飢腸轆轆、疲憊不堪的你只想隨便找東西填飽肚子。此時，最佳選擇當然是賣相佳的高熱量食物。一個黑胡椒牛肉堡或是一份精緻甜點的熱量，相當於一餐所需的熱量。但是吃完這些東西之後，可能根本沒有飽足感，或是很快又餓了。由此可知，事先規劃飲食是控制熱量的關鍵。倉促進食很難有正確、健康的選擇。

　　記錄飲食的習慣（詳見第 47 頁），能讓你對自己的飲食習慣多一些了解。現在起，按照圓餅圖比重配置原則，規劃每天的飲食。先準備一本小記事本，每 3 天花 10 分鐘思考並寫下未來 3 天每餐的內容。為方便採買和準備食物，你可以晚餐時多煮一些，作為隔天的午餐和下午茶。若要外食，可寫下你打算自備哪些食物或是點哪些餐點。這本小筆記本可以幫助你規劃採買清單、打電話向餐廳訂位時預先點餐、規劃準備食物和烹調的時間。小小的規劃將會大大地節省時間。妥善規劃飲食後，強烈建議你戒掉咖啡因及所有含糖的、加速老化的食物，這些東西只會讓你接下來 4 天偏頭痛更加惡化或終日昏昏沉沉，因為身體需要大約 4 天的時間才能完成排毒的工作。計畫開始的頭幾天，每天至少要喝約 2-3 公升（3.5-5.25 品脫）的水，加速排毒。

　　要對自己有信心，相信自己做得到！嚴格執行健康的飲食計畫將會讓你從此擺脫疲累、保持體態纖盈、臉色紅潤、健康滿點。

營養比重配置圓餅圖

少量多餐是控制體重的關鍵。除了以下的 4 餐之外，每天應該要吃 1~2 份水果。每天進食次數大約是 5~6 次。

纖維碳水化合物　澱粉碳水化合物　蛋白質

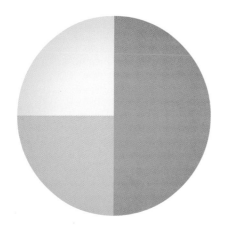

早餐 澱粉碳水化合物應占早餐的絕大部分——大約 1/2（2 份）。另外的 1/2 則由蛋白質和纖維碳水化合物各占一半。燕麥粥、富含燕麥的早餐穀片或甚至一份完整的美式早餐都是不錯的選擇。

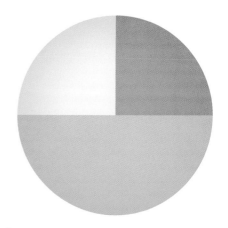

午餐 午餐應該多一些纖維碳水化合物（2 份），少一些澱粉碳水化合物（1 份）。中午之前，你的新陳代謝系統已經開始運作。因此，只要給它足夠能量，維持正常運作即可。蛋白質占 1 份。

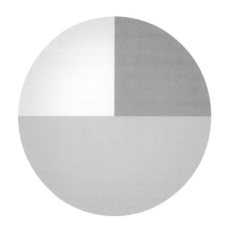

下午茶 大約下午 3 點時，可以再吃點和午餐一樣的食物。此時，身體對能量的需求和稍早是一樣的。

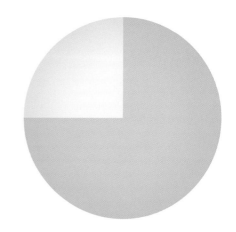

晚餐 晚餐時間盡量提早，才不會讓吃進的熱量無法燃燒。晚餐應增加纖維和維生素的攝取量，不應該有澱粉碳水化合物。纖維碳水化合物應占 3 份。另 1 份則是蛋白質。

食物的選擇與準備

清除家中所有加速老化的食物後（詳見第 73 頁），請仔細閱讀第 75 與 77 頁有關蛋白質與碳水化合物的食物來源，然後上超市按清單採購這些抗老化的健康食物。接著，規劃未來 3 天的飲食（詳見第 79 頁），並嘗試本書推薦的「10 分鐘懶人烹調原則」（一道菜的烹調時間不應超過 10 分鐘）及有關食物準備的一些建議。若能切實執行上述原則，你就能逐步建立起健康、良好的飲食習慣。

不可不知的飲食常識

魚類和海鮮 一般來說，海鮮脂肪含量較低，且富含蛋白質。但是大部分的營養素都在準備、烹調和調味的過程中流失。避免油炸，盡量以清蒸、水煮、烘烤或燒烤等方式取代。

湯 只要一點點巧思和工夫，大部分的湯都可以做到零脂肪。很多蔬菜湯都會添加奶油、油脂或麵粉，以增加色澤、口感與濃度。然而，最天然的蔬菜湯應該是只有基本調味料的純汁濃湯。做法很簡單，只要將各色蔬菜放入高湯悶煮，有必要可以用馬鈴薯或穀類增加濃稠度。上桌前可淋點無糖的希臘優酪，不要用奶油或酸奶油。希臘優酪同樣有增加順滑口感及濃稠度的功用。烹調義式蔬菜湯時，蔬菜不要用油拌炒，改以高湯高溫烹煮。泰式椰奶螃蟹湯應該只需一點點椰奶及大量的新鮮高湯和蔬菜汁。外面賣的泰式椰奶螃蟹湯通常都添加太多高脂肪的椰奶，會對身體造成很大的負擔。

三明治 選擇全麥或雜糧麵包，最好是用全麥口袋麵包，盡量不要用白麵包。還有，不要塗抹高脂肪的抹醬，例如：奶油

我應該喝些什麼？

不要喝全脂牛奶、含糖飲料、奶昔、酒精飲料和濃稠順口的雞尾酒。建議你改喝下面的飲料：

- 加冰塊的過濾水（可以加點檸檬片），一般的水或氣泡水都可以
- 有機綠茶或花草茶
- 新鮮的現榨果汁
- 有機蔬菜汁
- 無糖的紅酒或白酒（適量：一次最多喝一杯）
- 有機的咖啡或茶（一天不超過一杯）

或人造奶油。橄欖油所含的膽固醇雖然比奶油低，但是熱量還是很高。不要加起司（含有飽和脂肪）和美乃滋。美乃滋的成分是蛋黃和油脂，所以脂肪含量超高。還有，絕對不要碰花生醬、巧克力醬或榛果抹醬！因為這些抹醬（及其他類似的產品）所含的脂肪都會直接變成累積在腰腹和臀部的肥肉。三明治應該包雞胸肉等冷盤肉、沙拉、番茄片、紅蘿蔔絲、水果製

的甜酸醬及酸黃瓜。沙拉醬應使用希臘優酪。此外，還可抹些大蒜或甜辣醬。

蔬菜 蔬菜幾乎不含任何脂肪，所以每餐應吃大量蔬菜（綠色蔬菜）。盡可能多吃富含纖維的蔬菜，補充身體所需的營養素。烹調方式盡量以烤、蒸、烘烤為主，生吃更好。煮湯時，改以蔬菜作為湯底。只有中午可以多吃含澱粉的蔬菜（馬鈴薯或穀類），以攝取足夠的能量應付下午的工作。下午茶和晚餐應選擇健康、且富含纖維的蔬菜，最好不要吃馬鈴薯、麵包和米飯。

沙拉 沙拉的基本原料都是健康的食材，但是沙拉醬通常含有美乃滋或油脂。其實，市面上很容易找到零脂肪的沙拉醬。或者，你可以用希臘優酪、果醋（不含油脂）或甜辣醬代替。

白肉 雞、火雞、鵪鶉甚至鴕鳥的生理構造都很類似，所以挑選原則都一樣。白肉是所有部位中脂肪含量最低的，去皮的胸肉是減重者的首選。深色的肉（大腿、翅膀等部位）脂肪含量較高。千萬別碰脆皮炸雞，還有任何用油烹調的食物，包括油炸或油悶等。

健康外食的技巧

- 固定去一家你會經常光顧的餐廳。員工才會知道你的用餐習慣及飲食偏好，讓你輕鬆吃到想吃的美食，幫你省下不少時間與力氣。
- 出門前先吃點健康的輕食墊胃，才不會在餐廳暴飲暴食。
- 一坐下就先喝杯水，點餐到上菜的空檔則可以吃點附送的低卡脆餅棒充飢。
- 點餐時，要求服務生解釋你不確定的料理。主動詢問餐點的烹調方式是烘焙、燒烤或油炸，以及搭配的醬料或調味料。
- 不要不好意思要求餐廳按照你的意思來準備餐點。你一開始可能會覺得很彆扭。但是，若你想無時無刻都吃得健康，你必須盡早克服這個障礙。
- 如果要去一間從沒去過的餐廳，最好自己訂位，才能事先和侍者溝通你的飲食偏好。自己訂位也可以順便確認這間餐廳能否配合你的需求。若對方配合有困難，你也可以盡早決定換一間餐廳。
- 主動詢問是否蔬菜可以清蒸、水煮，澱粉類食物（馬鈴薯、義大利麵、米飯等）的分量可不可以少一點，多給些綠色蔬菜代替。
- 一般餐廳會提供加大分量的餐點，但別忘了，你也可以要求分量減半或迷你分量。
- 盡量點低脂、低糖的甜點。
- 時時提醒自己健康飲食好處多多：窈窕纖盈、活力充沛、健康滿分。

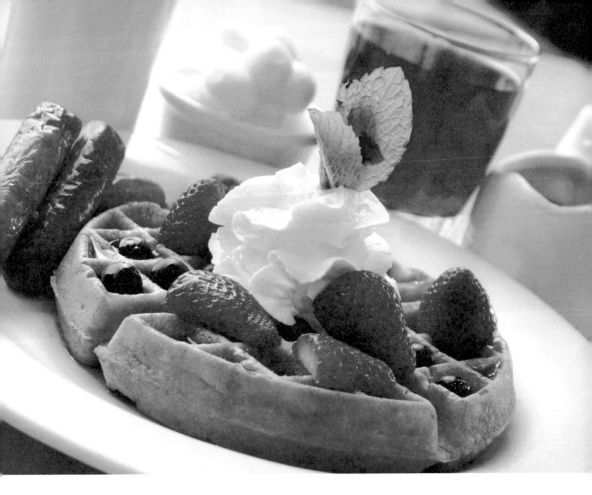

紅肉 烹調前把脂肪切除乾淨。牛排最好選全熟的，因為其大理石紋油花在烹調過程中會融化開來，可減少脂肪攝取。牛肉最瘦的部位是腰部內側（里肌肉）、上後腰脊、大腿外側、側腹。脂肪最多的部位則是上腰、肋骨、肋眼、丁骨、胸部、肩胛。絞肉的脂肪含量通常很高，所以最好不要碰，不然至少要汆燙去油。

盡量不要吃羊肉，尤其是肋脊部位。烤羊排的脂肪含量超高。盡量選羊腿或里肌肉。

豬肉脂肪含量最低的部位是腰部內側和前腰，但豬腿部分若徹底切除脂肪，也不算太肥。盡量避免背脊、肋脊、肋骨、肩部、臀部、培根或加工火腿等脂肪含量高的部位。脆皮烤豬則絕對不能碰。

加工肉類 避免食用高脂肪的鹹醃牛肉、義式臘腸、醃燻火雞肉、義式肉腸、風乾牛肉或漢堡肉。香腸和乾臘腸用的通常都是脂肪含量相當高的部位，所有包含臘腸碎肉的肉品全都一樣。鹹點心和臘腸捲沒什麼蛋白質或其他營養素，但熱量和脂肪卻都高得嚇人。

甜點 選擇甜點只需要常識 —— 水果沙拉和雪酪是最佳選擇。事實上，這兩種甜點的甜度還是很高，所以還是要酌量食用。

低卡健康食譜

千萬別被理論給嚇倒，其實低卡健康的烹飪一點也不難！你可以從自己最拿手的料理開始，做點小小的改變，或是參考本書提供的食譜，加上自己的巧思，換點新花樣。不要每週都重複相同的菜單，多樣化的菜色可以讓你吃得更幸福、減重更有效率。

拿手好菜

　　和運動一樣，你必須將兼顧熱量和營養的飲食習慣融入日常生活。其實不需要大幅度的改變，只要把常做的那幾道菜或你最愛的料理做一點點改變，就能讓美食成為真正輕鬆沒負擔的享受。

- 料理中加點水果、蔬菜或全穀類食物，增加纖維攝取量。
- 燉湯、煲湯或一般湯品中多加些不同種類的蔬菜，增加各類營養素。
- 淘汰白麵粉製成的食物，例如：白麵包、米飯或其他穀類製品，以有機栽種的全麥或燕麥取代。
- 以另類的全麥主食（藜麥、小麥碎片、蕎麥粥等）取代麵條或白米飯。
- 改用椰子油炒菜。相較於其他炒菜用油，椰子油性質穩定、耐高溫。
- 乾煎或慢炒時，改用低脂的不沾鍋噴霧油、紅酒、湯底或檸檬汁。
- 可改用零脂肪的湯底，減少脂肪量的攝取。水、果汁、藥草和香料同樣能保有水分和風味，效果一樣好。
- 用廚房紙巾吸掉過多的油脂。
- 用低脂 / 低糖的天然優酪取代美乃滋。
- 選絞肉時，以脂肪含量較低的雞肉或火雞肉取代牛肉。

- 改用較健康、無負擔的烹調方式，例如：清蒸、烘焙、燒烤、或乾炒。
- 改用低脂的鄉村起士或鮮奶酪取代奶油乳酪。
- 切達乳酪只用在調味，而且要加入燕麥片或麥芽。
- 改以大蒜粉或洋蔥粉取代蒜鹽和洋蔥鹽，且用不加鹽的蔬菜湯底。
- 油或奶油等脂肪的用量減少 1/3。
- 將食譜中的糖，一部分或全部以果泥或升糖指數低的糖精取代。
- 以低脂淡煉乳取代奶油。
- 不要買泡在糖漿裡的罐裝水果。
- 買不到新鮮蔬果時，可以新鮮的冷凍蔬果取代（不加糖）。

只要「10 分鐘」營養美味端上桌

　　前面提過「10 分鐘懶人烹調原則」，以下介紹幾道簡易食譜（每道均為 1 人份，除非另外註明）。注意：盡量選用有機食材。

洋蔥碎肉番茄醬汁 這道菜的分量相當於 6 餐（可作為 2 天的中餐、下午茶和晚餐），而且可冷藏 6 個月。建議搭配糙米飯。

材料	分量
有機特瘦牛絞肉	500g
洋蔥	2 個（切片）
青椒	2 個（切片）
罐裝番茄	400g（13 oz）
頂級有機義大利肉醬	500g（1 lb）
紅腰豆	400g（13 oz）
有機冷凍綜合蔬菜	500g（1 lb）
辣椒醬或 TABASCO 辣椒醬（調味用）	
低脂天然優酪或低脂酸乳酪	1 茶匙

平底鍋內加水，將絞肉煮熟後，小火悶煮 5 分鐘，撈起瀝乾。洋蔥、青椒和香菇切片後，放進平底鍋炒熟。加入切碎的番茄、義大利肉醬、紅腰豆及冷凍綜合蔬菜。以辣椒醬或 TABASCO 調味後，轉小火悶煮。裝盤後，淋上一茶匙優酪或酸乳酪即可。

高能量低卡三明治 很適合做為辦公室或是在外奔波時的方便午餐，在家裡吃也很方便。內餡分量依麵包大小而定。

材料	分量
有機法國長棍麵包（中）或雜糧麵包（小）	一條
醃製的酸黃瓜、水果口味甜酸醬或芥末醬	適量
有機豆泥沾醬	適量
煮熟的雞胸肉	適量
煮熟的甜菜根（切片）	適量
水煮蛋（切片）	適量
番茄（切片）	適量
生菜	適量
紅蘿蔔絲	適量
節瓜絲	適量
青椒絲	適量
卡門貝爾乳酪	適量
生洋蔥（切片）	適量
黑胡椒或泰式甜辣沾醬	適量

麵包從中切開（不要切斷）。其中一半抹上水果口味甜酸醬或芥末醬，再鋪上醃製的酸黃瓜。另一半抹上豆泥沾醬。將上述材料塞進麵包，撒上黑胡椒或加點泰式甜辣沾醬，將兩半麵包合上即可。

超健康「扭轉老化」排毒精力汁 這是生吃蔬果最棒的方法，讓你一口氣大量攝取烹調過程中常流失的抗氧化劑。你可以發揮想像力，自行嘗試搭配不同材料，但是記得蔬菜的比例盡量高於水果。

材料	分量
冷水	1/2 品脫（8 fl oz）
新鮮有機蔬菜（綠花椰菜、紅蘿蔔、高麗菜、花椰菜、甜菜根、西洋芹）	500 g（1 lb）
薑	2.5 公分（1 inch）
冷凍覆盆子、草莓或藍莓（或三者混合）	75g（3 oz）
乳清蛋白質粉（口味不拘）	1 茶匙
天然優酪	125 ml（4 fl oz）

將所有材料加入果汁機中，攪拌均勻即可飲用。

可添加有機蘆薈汁、一茶匙蘋果醋、一茶匙穀片或大麥嫩草和一茶匙螺旋藻，風味與效果加倍。

正確選擇保健食品

扭轉老化的首要目標是保持健康體態、永保青春活力。精神飽滿、活力充沛能讓你停留在儀態健康的巔峰期。雖然均衡的飲食可以讓你的健康之路走得長久，但如果你想登上對抗老化的階梯頂端，全球頂尖的健康管理專家一致同意你需要保健食品。

為什麼需要保健食品？

從抗老化或運動員的角度來看，光靠飲食不能滿足身體對營養的需求。保健食品可以對身體形成有效的保護，提供對抗老化所需的營養素，維持身體機能正常運作。為維持體內機能高效率運作，人體每天需要大約 100,000 種基本蛋白質、礦物質、微量元素、維生素、酵素以及上千種尚未發現的營養素。研究顯示，每 10 人中不到 1 人每天攝取足夠的營養素。

所有和體力、體重、疾病相關的問題，某種程度上都和缺乏營養有關，而且這些問題會隨著老化更形惡化。吃了什麼、什麼時候吃，都會影響細胞健康及其運作能力，進一步影響生活所有層面，包括心情、體力、食慾、學習能力、生殖能力、性慾、睡眠習慣、免疫系統及整體健康狀況。

改善飲食是增進健康和體能非常重要的一步。恭喜你在那方面已經有所收穫。現在你需要更進一步確保身體每天獲得所需的維生素和礦物質。

保健食品的功能

既然叫做「保健食品」，表示它的功能在於「補充」平日飲食攝取不足的營養素。利用現代先進的儲存和製造科技所生產的各種補充劑，能有效補充身體缺乏的營養，強化免疫系統，對抗周遭嚴重汙染的環境。

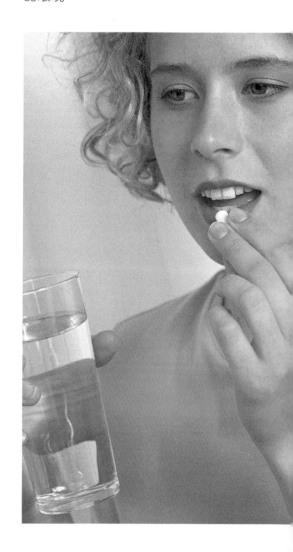

我需要哪些營養素？

大多數的人都知道人體需要維生素和礦物質，但是對種類和數量則沒有清楚的概念。一般人都是一時興起，吞了幾天的維他命之後，感覺不出跟原先有什麼差別，就沒有繼續服用。綜合維他命／礦物質通常含有約 20 種不同的營養成分，但是人體需要的營養成分高達 76 種，加上胺基酸和油脂，才能維持基本健康。因此，每天至少要攝取以下幾種保健食品：

● 綜合維他命
● 綜合礦物質和微量元素
● 維他命 C
● Omega-3 膠囊
● 鈣鎂錠（視個人情況）

選擇適當的保健食品是一門學問，所以服用任何保健食品之前，務必徵詢醫護專業人士的意見。

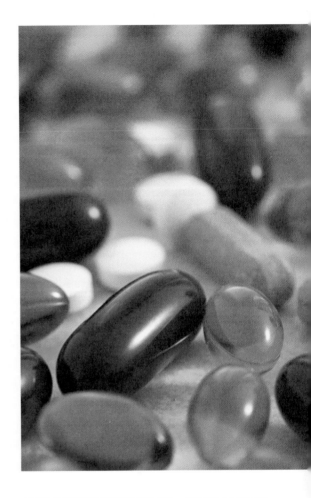

奇妙的是，現代人（不論大人或小孩）在熱量爆表的情況下，卻又有嚴重營養不足的問題。我們吃進了過多的熱量，但是營養素攝取量卻總是不足。眾多研究顯示，不到 10％ 的人能從日常飲食中獲得足夠的營養素。舉例來說，人體每天需要 5,000 卡的熱量，才能攝取足夠的維生素 E，有效對抗老化。攝取足夠的鉻更是需要高達 12,000 卡的熱量！此外，人體每天需要 2,400 卡，才能攝取達每日攝取建議量（Recommended Dietary Allowance ;RDA）標準的鋅和鎂（RDA是膳食營養素建議攝取量，建議量僅為預防疾病所設定，而非讓你精神飽滿、達到最佳健康狀態）。

沒有健康，長壽就沒有意義。故意餓個好幾餐後再大吃大喝一頓絕對是營養失衡與體重增加的助手。另外，有些人還有一種錯誤的觀念，以為人體只需要某一種維他命，導致營養不均衡。想要健康，應兼顧基本維生素和礦物質的攝取。畢竟它們就像交響樂團一樣，協力在體內合作，強化細胞再生與修復並維持健康。

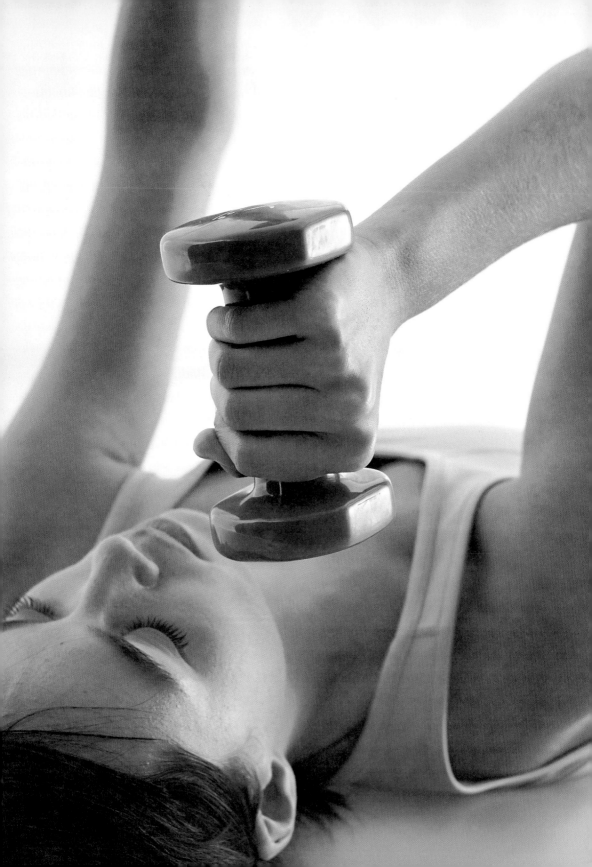

抗老化運動處方

一旦體適能與身心健康獲得改善後，你會變得心情愉快、情緒穩定、元氣飽滿，同時更容易戒除加速老化的壞習慣。再者，建立起正確的飲食與運動習慣後，你會對自己更加滿意且充滿自信。只要四週，你就能從鏡子中看到效果！想給自己一個機會，從裡到外煥然一新嗎？趕快翻開下一頁，和我們一起重塑窈窕曲線。

開始前的叮嚀

請先翻回本書第 20-24 頁，重溫運動的多重好處。特別提醒你：本章的「抗老活力運動處方」保證能讓你在短時間內獲得極佳的健身效果。

　　剛開始，你可能會以忙碌為藉口，告訴自己沒時間運動。一旦你體會到運動的好處後，保證你會持續下去，甚至欲罷不能！在飲食方面，「窈窕活力飲食法」的實用建議讓你每天只要花點時間準備晚餐，省下許多烹飪的時間。更棒的是，原本是外食族的你，再也不用浪費時間買午餐，反正外食的選擇有限，不但價格昂貴而且缺乏營養。想像自己變得比現在的你更有精神、更窈窕，而且美麗朝氣都加倍！如果運動可以讓你全身柔軟舒暢、雕塑完美曲線，你還需要編理由才排得出時間運動嗎？老是說自己太忙，沒時間建立

正確飲食與運動習慣，這是本末倒置的想法。現在只要每天投資一點點時間，老年時的獲益可是百分之百呈數倍成長。

　　建議你盡量養成早上運動的好習慣，比較不容易半途而廢。很多人都選擇傍晚或晚上運動，但是常常因為臨時有約或是加班而作罷。選在早上運動，就不會有這個問題。不但能持之以恆，更能達到提高新陳代謝及快速燃脂的雙倍功效。此外，運動可以促使大腦釋放快樂的荷爾蒙——腦內啡，讓你時時保持精神飽滿、心情愉悅。同時，腦內啡可以讓你保持理性冷靜，處理公事更加得心應手。今天起，每

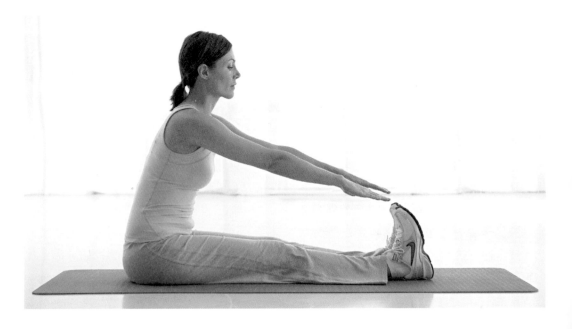

改善健康從深呼吸開始

正常情況下，人1分鐘呼吸約12-15次，但是大部分的人因為姿勢不良或是呼吸短淺，導致吸入的氧氣量不足，使呼吸無法有效發揮注入能量及排毒的功能。有氧運動及正確的呼吸技巧能強化肺部功能（詳見第86-87頁）。交換氧氣的肺泡主要散布在肺葉下端1/3處，再來才是肺葉中段，所以呼吸時應儘可能讓空氣深入肺葉下端。正確的腹式呼吸是吸氣時腹部凸起，讓空氣深入腹部。吐氣時腹部自然凹下。注意：不論做任何運動，都應該採腹式呼吸。

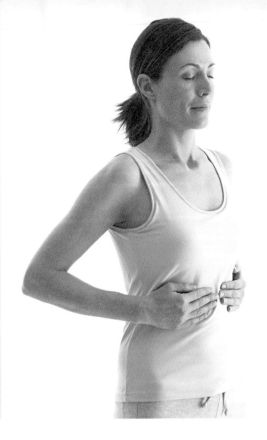

天提早15分鐘上床，鬧鐘往前撥15分鐘。很快地，晨間運動就會變成早上例行公事的一部分。

安全至上

如果你打算對現有的生活方式進行任何重大變革，你事先都必須以小心謹慎的態度評估。同樣地，是否執行本章的運動處方亦是如此。倘若你有健康上的隱憂，或是短時間內運動過於激烈，都可能對身體造成重大、甚至無法挽回的傷害。在開始執行本計畫前，你必須先徵得醫師同意。此外，務必嚴格遵守本書的指示。這套處方是採漸進、安全的方式逐步增加運動強度，並能有效增強體能、恢復纖盈體態。另外，別忘了運動前的暖身、伸展及之後放鬆及緩和動作也是有效運動的一部分。

不可不知的數種主要運動型態

「抗老活力運動處方」的目的是強化肌肉強度，可有效預防老化。此外，你也需要鍛鍊心血管系統的有氧運動（詳見第92-94頁）以及記憶力與視力（詳見第95-96頁）等運動，全面擊退老化因子，重拾青春活力。

詳實記錄運動項目

別忘了事先做好規劃（詳見第46-47頁），並確實執行。如果有幾天因為其他原因沒做運動，一定要詳實記載。這會提醒你注意哪些事是讓你放棄運動的原因。只有先找出原因，才能設法排除障礙。

有氧運動

有氧運動是指在比較長的時間內，進行具一定強度的持續性運動。此外，從字面上來看，有氧運動可明顯增加身體對氧氣的需求，進而有效改善心血管功能，包括心臟、肺部和血管，提高肌肉含氧量。再次強調，執行任何運動計畫前，務必徵詢醫師的意見。

有氧運動分很多種，選擇自己最喜歡的一兩項即可。運動和工作一樣，必須樂在其中。執行「逆轉時光密集計畫」的期間，每天都要花點時間從事有氧運動。建議你輪流嘗試不同的項目，增加運動樂趣。不論從事何種運動，最重要的是你選的是自己喜歡而且想做的運動。唯有如此，你才有持續下去的動力。

運動強度知多少？

運動強度反映你運動時的「辛苦」程度。當你運動的速度或辛苦程度增加時，運動強度就會增加。一般來說，你的基礎有氧訓練區間應該是最大心跳率 (MHR) 的 60~80％。計算 MHR 其實很簡單，只要以 220 減去實際年齡即可。舉例來說，以現年 40 歲的人為例，其 MHR 計算方式如下：

220 - 40= 180 x 0.6 = 108（MHR 的 60%）
220 – 40 = 180 x 0.8 = 144（MHR 的 80%）

由上述可得其理想鍛鍊心跳率介於每分鐘 108~144 之間。

健走

健走加快速度時，主要應該加快腳步，不要有意地加大步幅。此外，務必使心跳速度達到自己的基礎有氧訓練心跳區間。如何確定速度是否達適當的運動強度？「交談測試」是個簡單的測試方法。開始健走一段時間後，你應該能掌握適當速度，並感到呼吸急促且開始冒汗。此時，你應該無法輕鬆的與友人像平常一樣嘰嘰喳喳地交談，只能勉強擠出幾個句子；但又不會喘得上氣不接下氣，完全說不出話來。如果健走無法讓你達到上述的運動強度，不妨試試健行甚至慢跑。

慢跑或跑步

慢跑或短跑是燃燒卡路里最棒的有氧運動之一，但是我們看到很多人一開始衝太快，不是跑太快，就是跑太久。當然，他們多數沒能成功地堅持下去。因此，建議你從溫和的小跑步開始，先讓自己習慣慢跑的感覺。剛開始可能會覺得身體沉重或無法負荷，但是這種感覺很快就會消失。逐漸習慣後，你會開始覺得身心舒暢、輕盈自在。養成習慣後，記得設定健走或慢跑的距離和時間。剛開始健走或慢跑時，建議你佩戴計步器，成就感的來源就靠它。

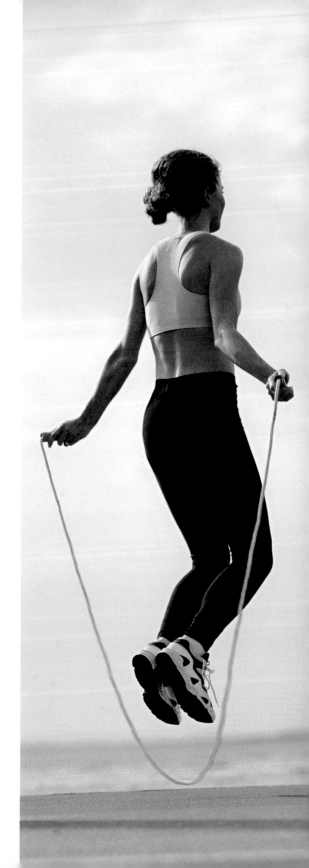

騎單車

　　騎單車無須負重，所以格外適合體重過重或年長者。騎單車可以放輕心情欣賞風景，同時燃燒卡路里，但別忘了還是要逐漸增加強度和距離。如果你不喜歡到戶外騎車，在室內從事單車運動也是不錯的選擇。騎單車不但可以增添運動的多樣性，在溼冷的冬天更是有氧運動的最佳選擇。別忘了調整座椅的高度：適當的高度原則是當騎自行車時，腳踏板踩到最低處時，膝蓋應是微曲（「幾乎」可以伸直）的狀態。另外，透過飛輪運動增加騎車速度；你還是可以自己決定速度，但是應由教練來協助你適時增加強度。

划船

　　划船是一項很棒的運動，因為它可以讓你運動到腿部和上半身的肌肉，並改善心肺功能的體適能。開始前要做 5~10 分鐘的暖身運動。掌握正確的姿勢，暖身後才能輕鬆的加快速度。選擇室內划船機時，盡量選能顯示卡路里、速度、距離和時間的機種，才不會給你機會自己騙自己。

橢圓機和跑步機

　　這兩款機器對健身都很有幫助，因為不同體能的人都能適用，並且可準確地測量進步情形。在跑步機上跑步和在戶外跑步的感覺很不一樣，燃脂功效也有差別。在戶外跑步時，天氣和地形的阻力會讓你的慢跑之路相對較為艱辛。相對地，跑步機下面有馬達帶動你腳下的皮帶，可以幫

你省下不少力。

使用跑步機時，不要緊抓著兩旁的把手。把手只是防止跌倒，不具支撐功能。

游泳

游泳也是無須負重的心血管運動。雖然不像健走或慢跑那麼簡單，但是由於它低強度和無須負重的特質，故適合各種年齡層或是受過傷的人。別忘了提醒自己，游泳會刺激食慾，所以游泳後可別「大開殺戒」。

舞蹈或有氧課程

除了改善心肺耐力與消耗熱量之外，這些課程還能訓練大腦組織能力、提昇身體協調性，所以是扭轉老化的好幫手。建議在報名任何課程前，先旁聽或觀摩，並盡可能提問。一旦報名之後，一定要堅持下去，熟悉舞步之後，才能開始享受隨著音樂起舞的樂趣。熟悉基本舞步後，你可以嘗試其他種舞蹈或是更有挑戰的有氧運動課程。

跳繩

跳繩是眾多有氧運動中最不花錢，而且道具最便於攜帶的運動。跳繩雖然不是一項廣受矚目的運動，但是它的運動強度和燃燒熱量的效果都是強得沒話說，因此相當適合已經有基本體適能的人。

其他有氧運動

強化心肺功能的有氧運動還有很多，例如：健行、越野滑雪、直排輪、籃球及網球等。每種有氧運動都有改善心血管系統的功效。不確定你想選的運動是否適當嗎？以下是評估的參考項目：

1 你想從事的運動是否有持續性與重複性，且運用到大肌肉群，例如大腿肌肉？

2 這項運動可以讓你的心跳速度上升至最大心跳率的 60~80％嗎？

3 每次從事這項運動時，你能持續至少30~45 分鐘嗎？

4 你能每週至少花 4~5 天從事這項運動嗎？

重要叮嚀

從事任何強力有氧運動前的 60 分鐘內不應進食。運動前，至少給身體一小時的時間消化食物。吃的東西越多，運動前等待的時間應相對拉長。

視力與記憶力訓練

頭部就像汽車的儀表板一樣，扮演身體活動的關鍵角色，但是我們在追求健康時，卻常常忽略大腦。建立抗老化的飲食、運動及攝取保健食品的好習慣，可以增進大腦功能、強化記憶力與視力。此外，隨時注意身體各種微小變化與及早發現問題是預防疾病最好的方法。

視力

　　以下這些眼部保健運動也許不能有效改善視力，但是絕對有助於維持你現有的視力，並鍛鍊眼睛四周的肌肉，使其強壯敏捷。

　　這些運動是否能見效，其關鍵不在你每天花多少時間做，而是在你是否能持之以恆。事實上，每小時只要花大約 30~60 秒做點眼部體操就能做好視力保健。多數人在等待電腦跑程式或另開網頁時，只會抱怨或浪費時間。現在起，你可以好好利用這段時間做點眼部體操。第一天做這項運動後你就會發現，雖然同樣是累了一整天，但是眼睛不像之前那樣疲倦。

　　若你認為以下運動可能會傷害眼部，請務必先徵詢醫師的意見。從事這些運動時，先確認沒人在你的視力範圍內，至少周遭的人知道你正在做眼部保健運動。如果你有戴眼鏡或隱形眼鏡，運動前記得摘下。

- 坐在離窗邊約 15 公分（6 英寸）的位置，在眼鏡上的眼睛高度位置做個記號（不妨貼張小貼紙）。雙眼盯住記號的高度，越過記號望向遠方，停留約 10~15 秒不動，再將焦點拉回眼鏡上的記號。
- 順時針轉動眼珠，反方向重複相同動作。每個方向各做 5 次，每轉一圈就眨一下眼。
- 手裡拿隻鉛筆，手臂伸直，抬高至鼻子的高度。眼睛隨鉛筆的位置移動，直到眼睛完全聚焦在鉛筆上。重複 10 次。
- 想像自己站在一個大時鐘面前，先盯著時鐘的中心，接著眼睛轉向 12 個數字的其中一個（頭不能轉動），再回到時鐘中心。再看其他數字。重複 12 次，12 個數字都要練習到。

記憶力

　　人類的短期記憶一次可儲存約 5~9 則資訊，除非我們多費點心力將它放到長期記憶，否則只能維持 30 秒，這就是我們很容易忘記別人名字的原因。

　　運動對健康帶來許多好處。同樣地，經常測試鍛鍊記憶力和思考技能，對強化大腦功能也有很棒的效果。

　　能活化大腦的練習包括填字遊戲、數獨、腦筋急轉彎和機智問答等。此外，學習語言也是不錯的選擇。這些動作都可以鍛鍊智能肌肉。你也可以試試以下的練習，強化大腦記錄和存取資訊的功能：

- 請友人唸一串任意組合的數字和字母

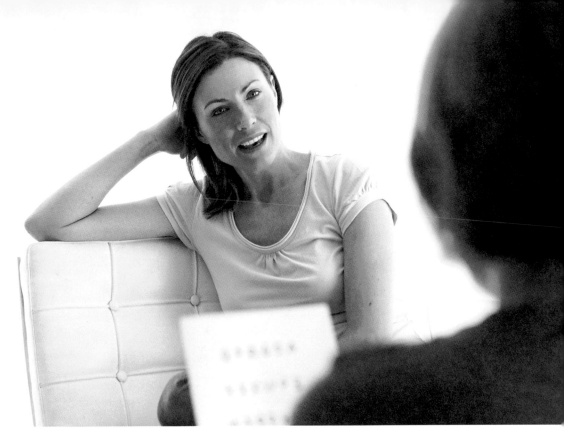

後,換你重複。從5個字母(數字)開始練習,逐步增加到10及15個。

● 嘗試以不同的方式做例行公事,例如:如果你慣用右手,試著用左手操作滑鼠或是傳手機簡訊。

● 請友人大聲唸出六項彼此毫無關連的物品。你要記住這六項物品。接著,請友人唸一個六個字母的單字,然後你倒著拼出這個單字,再說出之前的六項物品。

● 看一眼以下的單字,然後馬上蓋住。寫下你記得的字母,越多越好。

rdhutilmfezspo
gnicnisltaqin

● 找一張雜誌或書本的圖片,給自己10秒記住圖片中所有細節。蓋住圖片,寫下你所能記得的所有細節。再翻開圖片,拿出你的紀錄比對。

● 接下來要介紹的運動可以改善你的視覺與言語記憶力。找一篇報導,仔細閱讀(只能閱讀一次)後,拿張紙,寫下這些問題的答案:主角是誰?他(們)說了什麼?事件發生的時間及地點?作答時,盡可能回憶細節。常做這個練習一陣子後,你會發現閱讀書報時,注意力及意識更集中。連帶地,日常對話及記名字都會越來越得心應手。

抗老活力運動處方

不論你現年幾歲，執行「逆轉時光密集計畫」中的抗老活力運動處方兩週後，你一定會感受到非常明顯、快速的變化（詳見第 44-57 頁）。

運動時，很多你不知道的事情正在運作：你的大腦正在和肌肉產生連結；重新組織的神經系統更能發揮協調、運用肌肉的功能，讓肢體活動更有效率，同時刺激原本可能已經因為老化而逐漸萎縮的肌肉。

六週後，你將體驗從頭到腳，煥然一新的神奇感受。沒錯！你將目睹自己甩掉討厭的脂肪、肌肉量明顯增加、體態更加緊實，從此擺脫歐巴桑身材。八週後，你的肌膚變得光澤透亮，再也沒有令人尷尬的橘皮組織和惱人的肥肉，重拾多年來不敢奢望的魔鬼身材。扭轉老化就是由內而外，讓身心恢復到最佳健康狀態，重新體驗生命的意義、能量與幸福感，再現生命光彩。繼續維持的祕訣——每天都要做得比前一天更好、更進步。還記得維持健康就像坐電扶梯——「不進則退」嗎？想維持現狀，就要持續努力！

運動處方說明

根據我們多年協助客戶的專業經驗，本書已直接幫你點出亟待拯救的部位。本書建議的運動都是針對身體最容易老化的部位加以改善。「想瘦哪裡，就只瘦哪裡」的想法是不切實際的，消除特定部位的脂肪是不可能的神話，但是我們可以強化局部肌肉、緊實線條，恢復年輕體態。本書的運動處方可以讓你在短時間內感受到明顯成效——不論體能強弱，只要早上花 20 分鐘，就能達到全身運動的功效。

專家一致同意，要燃燒熱量和維持身材與健康，必須要有瘦的肌肉，才能長期控制健康和體態。本書的運動處方能加速新陳代謝，而且就算是超級忙碌的人也能輕鬆上手。肌肉是決定新陳代謝速度的關鍵，而增加肌肉量不分年紀，人人都能做到。

本書的運動處方利用「上下半身交替原則」。這些動作的順序不僅輪流鍛鍊上半身和下半身的肌肉，增加活動肢體的血流量，並且輪流鍛鍊前後肌肉群，達到最大燃脂功效。別擔心，這些運動不會讓你變成金剛芭比，而是讓你平均鍛鍊全身的肌肉，保證讓你身材更緊實、體態更纖細。這些都是短時間的強力運動，因此可以快速見效。各項運動間的編排和順序都是經過精心設計，讓你輕鬆銜接不費力。

動脈周邊疾病是中年以上的人常見的疾病，因此本書的運動處方除了燃燒脂肪和熱量，並強化久未使用或老化的肌肉外，還能保持動脈彈性與年輕。

現代人久坐少動的生活方式會讓體內天然抗老化成長荷爾蒙的分泌量快速下降，而本書的運動處方有助於改善體內荷爾蒙平衡，針對這種荷爾蒙尤其有效。

做同樣的事，你可以消耗更多熱量！

仔細檢視你每天做的事情，你會發現其實你有很多機會消耗更多的熱量 (calorie-burning opportunities; CBOs™)。例如：與其開車，不妨改成走路到附近的商店買東西 、上樓梯時小跑步或一次跨兩個階梯、打蛋白時用手動而不用電動攪拌器。只要用心，你會發現做同樣的事，一天可以多消耗高達 350 大卡。一年下來，相當於減掉 15kg（或 33lb），是不是很可觀呢？

- 養成「過動」的好習慣。
- 每天和小狗一起慢跑 10 分鐘。
- 不要長時間坐著不動，每 30 分鐘就起身活動筋骨。
- 提早 1~2 站下車，步行到目的地。
- 搭乘大眾運輸工具上下班時，盡量站著。
- 在公司時，使用樓上或樓下的廁所。
- 抽出 20 分鐘的午餐時間去散步或活動一下。
- 週末去街角的商店買報紙。
- 自己整理院子的草坪。
- 加入小孩的遊戲，不要只站在旁邊看。
- 陪小孩走路或騎單車到學校。
- 不要開車，改騎單車或溜直排輪。
- 把遙控器扔了，想轉台就順便運動一下吧！
- 利用電視廣告的空檔做局部雕塑運動。
- 盡可能把車停到離購物中心遠一點的停車格。
- 購物時，趁手上還沒有大包小包時多逛一圈。
- 拒絕用手推車，自己把東西從超市門口提到車上。
- 與其和朋友去大吃大喝一頓，不如改去夜店跳舞。
- 捨棄電梯，改走樓梯。
- 報名參加慈善健走或慢跑活動。

如何實踐運動處方

在實踐本書運動處方的 8 週期間，應該要奉行「逆轉時光密集計畫」（詳見第 44-57 頁）的指示。

　　各組循環動作都可以隨便挑一個動作開始，反覆進行，次數不限。只要在規定的時間內完成就行（剛開始每個動作可以持續 30 秒）。該動作的時間到了，就接下一個動作，以自己覺得舒服的速度反覆進行，直到完成一組循環的所有動作（詳見第 44-57 頁「逆轉時光密集計畫」）。

　　這帖運動處方的好處是不同動作之間無須架設運動器材，也不需要休息才能接續下一個動作。一套循環運動可以花 10、20、30 甚至 40 分鐘完成都可以。這帖運動處方針對常見的問題區域對症下藥，一次消除所有煩惱，肥油再也不敢近身。

　　習慣這些動作之後，一定要給自己更

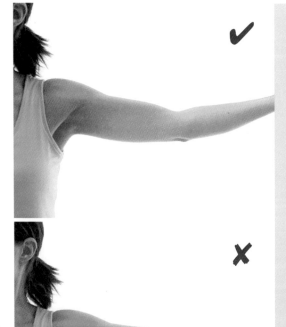

事半功倍的小秘密

- 每做一下運動，應該會感覺到肌肉伸展到極限。運動一定要具有挑戰性，否則身體找不到改變的理由。
- 不要甩啞鈴。控制伸展動作的速度，逐漸加強動作的強度，再慢慢回到原點。
- 伸展運動部位時可以稍微彎曲。使用啞鈴時，不要瞬間拉扯關節。
- 持之以恆才能見效。
- 每個動作之間不要休息。
- 每天都要詳實記錄運動項目與時間。
- 本書提供的運動處方除了能雕塑線條，更有事後燃脂的效果─也就是運動後還能持續燃燒熱量。
- 運動到越多肌肉群越好。本書提供的運動處方就是要讓你在最短的時間內收到最大的成效。

多挑戰,你可以增加次數或啞鈴重量。時間允許的話,不妨延長運動時間。再次強調,這套精心編排的運動絕不會讓你變成金剛芭比,所以你可放心的鍛鍊。

有氧運動

健康的身體應該是平衡、精實、強壯而有彈性,所以你需要肌肉訓練和有氧運動。沒有做健身運動、重量訓練或局部雕塑的日子,就要做有氧運動(詳見第92-94頁)。有氧運動不妨先從15分鐘開始,慢慢增加到50分鐘。盡量選擇可以融入日常生活、持之以恆的運動。

暖身

暖身是讓身體為接下來的運動做好準備。暖身的方式有很多種,你可以花5分鐘跳繩或搖呼拉圈,現在這兩者在健身界都很流行。或者,可以用溫和緩慢的方式進行第一組循環也是喚醒肌肉、韌帶和肌腱的方式之一。

放鬆與伸展

運動後應該要適度的放鬆,讓心跳逐漸回到正常,並伸展全身的肌肉。你可以用輕鬆緩慢的方式重複最後一組循環。伸展是整套運動中非常重要的一部分,它能提昇柔軟度、避免肌肉拉傷、增加關節活動幅度。因此,不要忽略本書第140-148頁的伸展動作。做任何運動前,都可以做這些伸展動作。

全身有大約450塊肌肉,且肌肉占身體重量的40%。透過適度的運動強化與伸展肌肉非常重要,否則肌肉會變得緊繃甚至軟趴趴。有些人以為肌肉緊繃是老化的正常現象,其實這是肌肉未經適當鍛鍊的徵兆。強化與伸展肌肉不但可以讓你覺得更健康、更強壯,更有燃脂、挺直、雕塑曲線、增加自信與矯正姿勢的功效。

依個人情況適度調整

如果你不是運動迷,希望採循序漸進的方式,建議你不妨一開始只做一組循環動作或是每個動作僅持續20秒。如此一來,肌肉就不會痠痛。抗老活力運動處方和有氧運動交替進行可以給骨骼肌足夠的時間休息與修復,並隨著時間更加強健。剛開始運動時,你可能會覺得骨骼肌有點痠,但是不應該到嚴重痠痛的地步。參考本書的附圖示範,矯正自己的動作,以免受傷。錯誤的運動技巧也會讓你事倍功半,甚至白忙一場。

運動一段時間後,若開始看到成效或是達到你的目標,那你應該更加努力地運動。你可以增加每組循環動作的時間或強度,也可以增加啞鈴重量或是延長每個動作的時間至60~90秒。

運動器材與道具

本書設計的三組循環動作不限地點,隨時隨地都可做。在開始之前,我們還要介紹你幾項小道具,幫助你達到事半功倍的效果。你可以在家裡擺一組可調重量的啞鈴和適合身高的抗力球。有了這兩樣小道具,你就擁有個人的小小運動天地。與那些所費不貲的健身器材相比,啞鈴和抗力球體積輕巧、用途廣泛,是你最經濟的選擇。

計步器

　　每日一萬步,健康有保固——計步器可以計算每日步行數,可夾在衣服或皮帶上,體積輕巧,便於攜帶。它是絕佳的保健器材,提醒你注意每日活動量。若想預防體重增加並維持健康,每天至少步行 10,000 步。若想快速燃脂,每天至少步行 15,000 步。計步器可以幫助你了解一天的運動情形,以及日常運動對恢復窈窕身材的重要性。

　　看看以下的例子你就知道日常運動對維持體重有多重要。走路去商店買東西大約可消耗 315 卡,但是在網路上購物只能消耗 18 卡。倘若你早上吃了一小包 28g(1 oz) 的綜合堅果當點心,計步器就會告訴你,你需要跑步 19 分鐘才能消耗這包點心的熱量。每分鐘多消耗一滴滴卡路里,一年後加起來就是天文數字!

「每分鐘多消耗一滴滴卡路里,一年後加起來就是天文數字!」

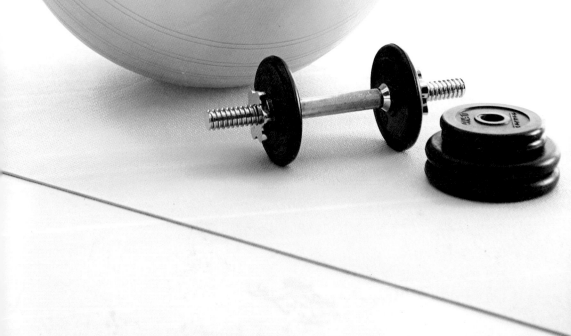

啞鈴在手，妙用無窮！

　　啞鈴是你逆轉肌齡、雕塑身材的好幫手，它可以讓你在現有的動作彈性範圍內更有效地運動。你不需要花大錢去買一台笨重而毫無彈性的健身器材。小小一組啞鈴就能滿足你各種健身需求。你可以善用啞鈴，活動身體兩側的關節。你會驚訝地發現左右兩邊的力氣居然有這麼大的差別！啞鈴運動可以增加肢體的活動範圍，同時改善身體協調、控制與平衡的功能。一組可調重量的啞鈴能有無限種變化。當你覺得有進步後，應該要適度增加重量。啞鈴在手，妙用無窮！

全方位的健身小幫手－抗力（治療）球

　　事實上，幾乎所有的健身房運動都可以在抗力球的輔助下完成。抗力球不但使用簡單，更能增加運動的變化。不平整的球面迫使你即便從事簡單運動，也會運用更多的肌肉纖維。強化肌力、改善柔軟度、增加肢體活動範圍、維持平衡與協調都是健康長壽的基本條件，而抗力球正是全方位的健身小幫手，讓你在短時間內立即上手，不花一分冤枉錢。

　　按照身高選擇適合的抗力球（選購時，可以坐在球上，膝蓋呈垂直彎曲者即為正確的大小。）

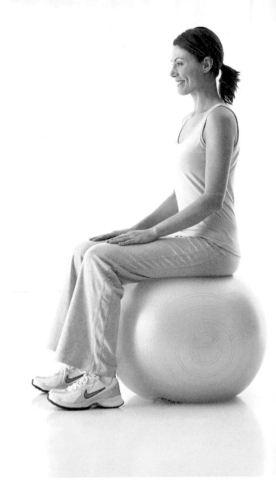

柔軟舒適的運動鞋

　　既然下定決心要逆轉肌齡、重拾年輕光彩，即便在室內運動，也應該換上一雙柔軟舒適的運動鞋，才能保護你的腳。當你換上運動鞋，你會感覺到自己不但準備好開始運動，更準備好迎接曼妙的身材與輕盈的體態。一雙好的運動鞋也能幫助你

身高	適合的抗力球尺寸
低於 160 公分 (5 呎 3 吋)	53 公分（21 吋）
160~180 公分 (5 呎 3 吋 ~6 呎)	65 公分（26 吋）
超過 180 公分 (6 呎)	75 公分（30 吋）

在戶外運動時，感覺更舒服、運動更有效率。足弓的高度會影響你走路時雙腳著力的方式。因此，運動前，選擇一雙適合腳型的輕便球鞋吧！

支撐胸型的合身運動內衣

女性從事任何運動或體適能活動時，都應該穿著合身的運動內衣。本書的運動處方中有好幾項是針對胸部，這是因為胸部需要不同形式的支撐，皮下的結構肌肉組織和符合胸型的內衣都很重要。大部分的女性在運動時都沒有穿著合身的運動內衣，以加強對胸部的支撐力和固定作用，導致胸部提早變形下垂。長期缺乏正確的照顧，會導致胸部下方與四周的自然支撐結構逐漸鬆弛並失去彈性。胸部下垂不僅不雅觀，更是明顯的老化現象。你需要舒適、支撐力強的運動內衣，有效防止肌肉組織受到不當壓迫。

結合運動與音樂

養成運動習慣的過程中，我們鼓勵你使用任何有助於提振士氣、鼓勵你堅持下去的小道具。運動時，不妨戴上耳機，來點音樂。最好選擇節奏輕快的流行音樂，提振速度、激發潛能、延長運動時間並增強運動表現。

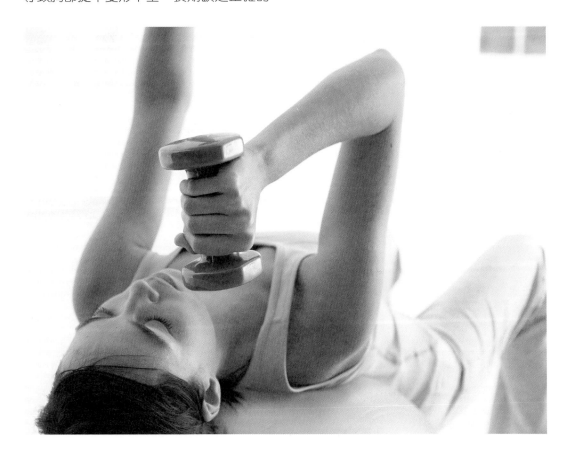

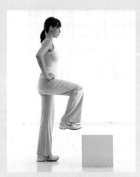

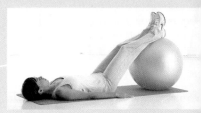

基礎版緊臀瘦腿操

基礎版階梯有氧運動

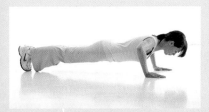

伏地挺身

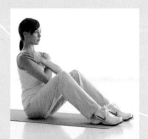

反向仰臥起坐

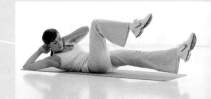

踩腳踏車運動

健身運動循環

執行「逆轉時光密集計畫」時，你第一個接觸的運動就是接下來要介紹的健身運動循環。這組循環可以讓你的體重下降、體力 UP UP。剛開始，每個動作持續 20~30 秒，連續兩週，每做一天就休息一天。接下來兩週，為了增加難度，可改為每個動作重複 20 次。不管花多少時間，完成之前都不要休息，而且盡可能加快速度。切記，循序漸進是持之以恆的最佳處方。

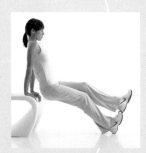

沙發瘦身操

終結蝴蝶袖瘦臂操

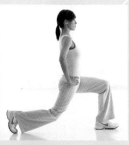

基礎版強效提臀操

基礎版階梯有氧運動

這是一組基本的踏板動作，階梯運動可以增進體力、平衡、協調、美化體態與加強體適能。因此，可說是全方位的體能協調運動。如果你是在樓梯做這組動作，以輕快的腳步上下踩踏第二個台階，連續 30 秒。或者，你可以用一個約 36 公分（14 吋）高的堅固箱子代替。

1 上台階時，一次跨兩個台階，一路爬到階梯頂端。

2 上面還有階梯就繼續往上爬。若沒有，則回到原點（一次踩一個台階）。規定的時間內重複動作。

3 體能逐漸適應後，加快速度。

TIPS

運動時注意姿勢。眼睛不要直盯著地面。不要累了就彎腰駝背。背部打直、縮小腹。手不要放在樓梯扶手上，也不要放在大腿上支撐。試著每次從不同的腳起步，你會注意到兩腳的力量有明顯的差別。

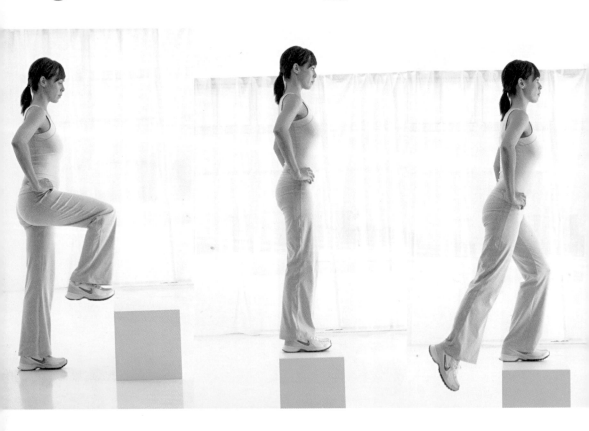

基礎版緊臀瘦腿操

這組動作將帶來意想不到的神奇效果！你會發現下背部、臀部和大腿的贅肉不見了，大腿後面線條變得緊實，就連下巴線條也更加緊緻，臉部輪廓更加明顯。

1 仰躺在墊子上，雙腳放在長凳或椅子上，膝蓋微彎。雙手伸直，置於身體兩側，手掌朝下。

2 吸氣，腹部與臀部用力收緊。吐氣，臀部離地抬高，直到身體呈一直線。臀部用力撐住。臀部、背部依序放下，恢復預備姿勢。

3 重複這組動作，次數越多越好，每次持續約 20~30 秒。你應該會感覺到

體內血液流到平常都動不到的腿後肌。想要和討厭的橘皮組織說掰掰嗎？多做這組動作就對了。

TIPS

　身體呈一直線後，臀部用力夾緊後停住不動。經過一段時間，可以輕鬆控制力道後，不妨挑戰進階版──以抗力球代替椅子。

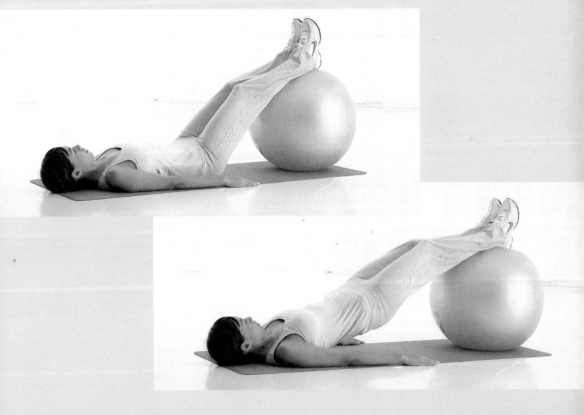

沙發瘦身操

這組動作有雕塑腿部曲線的神奇功效，特別是解決困擾已久的大腿粗壯及臀部肥大的問題。你會發現，下盤穩定度、大腿內側緊實度及下背部堅韌度都有明顯提升。

1 站在沙發或扶手椅前約 30 公分（1 呎）處，背對沙發。兩腳張開的幅度不要大於肩膀寬度。

2 雙手在胸前交疊，或是向前伸直（保持平衡）。深吸一口氣後，臀部慢慢下降，直到輕碰椅墊，膝蓋不要超過腳趾。

3 不可停住休息或坐下。立刻恢復預備姿勢，起身時用力吐氣。不要瞬間打直雙腿，或是拉扯膝蓋關節。

4 給自己訂定目標次數，重複上述動作，直到達到目標為止。

TIPS

頭抬高，背部打直，身體才能呈一直線，呼吸道才能暢通。蹲下時，膝蓋不可超過第二跟腳趾頭。雙腳踩在地上，不可蹺起腳趾頭。起身時，想像用腳後跟把地板往下推。臀部碰到椅墊時，立刻起身。如果你在做這組動作時持續往下、身體往後仰、抬腳、讀雜誌或看電視的話，就完全失去效果。

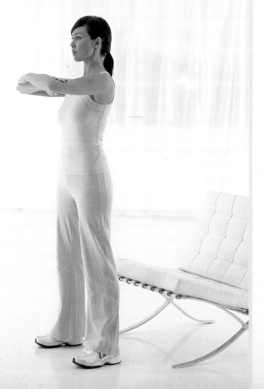
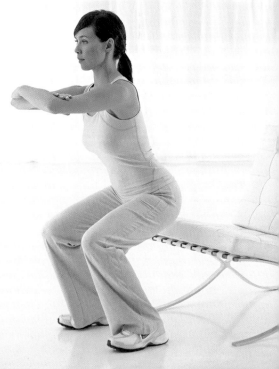

終結蝴蝶袖瘦臂操

鬆垮垮的三頭肌常常被戲稱為「蝴蝶袖」。大部分人的三頭肌都缺乏鍛鍊。日常生活中，很少有機會伸直手臂，抵抗外來的阻力，所以這個部位老化得特別快。想揮別蝴蝶袖的你，一定要試試這組動作。

1 站在椅子或長凳前方，背對椅子。雙手打開，與肩同寬，手指朝前，放在椅子的邊緣。

2 雙腿向前伸直，膝蓋微彎。將一腳的後跟放在另一腳的趾頭上，固定不動。

3 吸氣，身體慢慢下降，手肘向後彎曲至 90 度時停住。

4 起身時，用力吐氣。完全伸直手臂。

5 更換雙腳位置，重複上述動作。

TIPS

使用穩固的椅子或長凳，或將椅子靠牆固定，以免滑動。注意不要瞬間「拉扯」肘關節。下降或起身都應該放慢速度。身體盡量靠近椅子，以免手沒抓穩，不小心滑出去。進階版是把腳放在抗力球上。

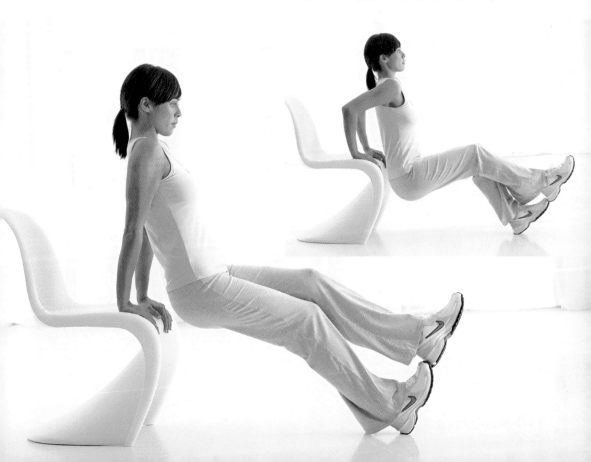

基礎版強效提臀操

這是雕塑大腿、強化臀部與核心肌肉、改善平衡感最有效的運動。你是否曾納悶為何臀部變形下垂，不像年輕時般緊翹呢？答案是，隨著年紀增長，運動臀部的機會越來越少，而且臀部其實需要特殊的運動才能恢復緊實與堅挺。只要有適度的運動，你也可以重新找回年輕時的性感翹臀。別懷疑，就是這組動作，讓我們的名流客戶被八卦雜誌偷拍到海邊嬉戲的比基尼照片也無須跳腳。習慣這組動作後，可以雙手各拿一個啞鈴，增加阻力（詳見 120 頁）。

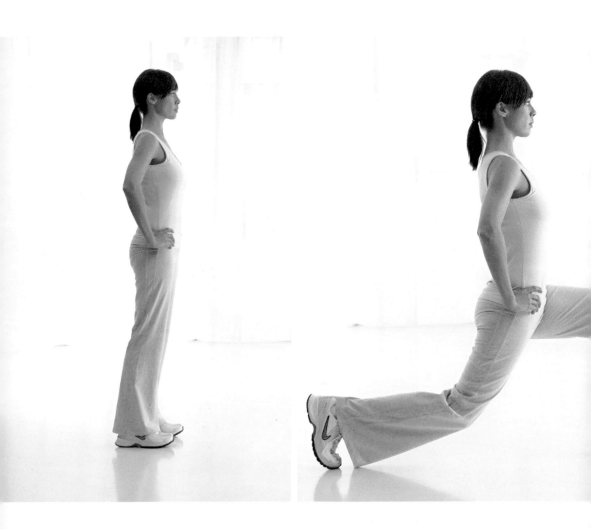

1 手扠腰站立,向前跨一大步,前腳平踏在地。抬起後腳腳跟,後腳腳趾著地。

2 身體慢慢下沉,直到後膝離地約 5 公分(2 吋)時停住。此時,你可以感覺到大腿肌肉一節一節伸展。前腳的膝蓋垂直,不應前傾超過腳趾。上身保持挺直。

3 收回後腳,恢復預備姿勢。

4 換腳重複以上動作,直到達到指定的時間。

TIPS

　　身體下沉時,上半身可以稍微往後傾,增加臀部和大腿的彈性。記得身體下沉時,同時一腳往後伸,就不用怕大腿會越練越粗。

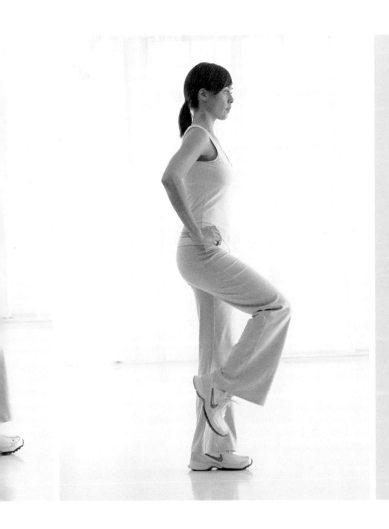

「習慣這組動作後,可以雙手各拿一個啞鈴,增加阻力。」

踩腳踏車運動

這是鍛鍊「六塊肌」、縮減小腹、強化下腹部肌肉最有效的運動。根據美國運動協會的研究，踩腳踏車是恢復平坦小腹與漂亮腰線最棒的運動。

1 臉朝上平躺，雙手手指交叉，置於頭後。

2 右腳膝蓋彎曲，靠近胸部。抬起左邊的肩膀，但頸部不可用力。

3 左腳伸直，向上抬起約 30 度。左肩朝右彎，用左手手肘碰觸右膝。

4 換邊，以右手手肘碰觸左邊膝蓋。

5 重複以上動作，想像自己在踩腳踏車的踏板。按照「逆轉時光密集計畫」的指示，連續做 20~30 秒或重複 20 次。

TIPS

不可用手硬拉頸部，以免受傷。

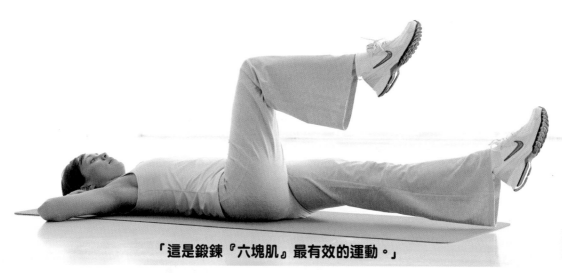

「這是鍛鍊『六塊肌』最有效的運動。」

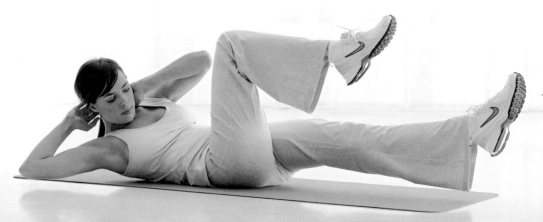

反向仰臥起坐

反向仰臥起坐適合腰部和腹部沒力或是無法以傳統方法（平躺，腳伸直）做仰臥起坐的人。動作的重點在上半身著地時速度放慢，才能有效鍛鍊腹部和腰部的肌肉，但是不會用到頸部或肩膀的力量。

1 身體坐直，膝蓋自然彎曲，雙腳自然貼地。

2 雙手在胸前交叉。吸氣，慢慢躺下（大約10秒完成），感覺到脊椎骨一節節往下。

3 吐氣，慢慢起身回坐姿。若無法起身，可以雙手幫忙。

TIPS

躺下的速度不要太快。正確動作是將身體慢慢地一節節放下。動作應連貫且和緩，躺下後不要躺在地上休息，應立刻起身。習慣這組動作後，進一步放慢往下的速度。

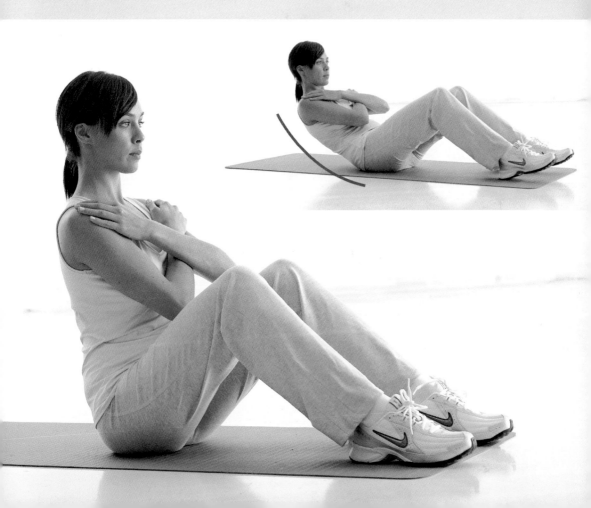

伏地挺身

想一次鍛鍊上半身所有重點部位,沒有比伏地挺身更棒的運動了!伏地挺身能一口氣解決手臂、背部、腹部、肩膀和胸部等眾多部位的問題。胸口部分的肌膚會因為肌肉鬆弛而失去彈性與原有的緊緻,所以胸部也需要運動。因此,千萬別忽視胸部肌肉的鍛鍊。

1 身體打直,兩手著地,手掌前張與肩同寬。背部和臀部挺直,不可下沉。

2 身體下降,直到胸部幾乎碰觸地面。

3 慢慢挺起身體,恢復預備姿勢。

TIPS

起身時,切勿瞬間用力伸直手臂。

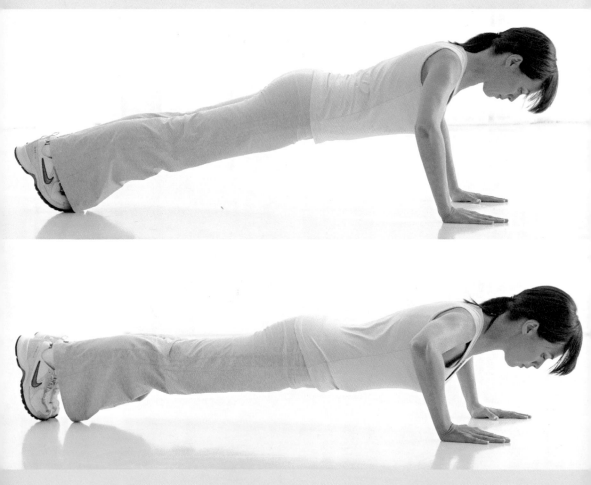

簡易版伏地挺身

1 兩膝著地，以兩手支撐身體的重量。
兩手著地，呈伏地挺身預備姿勢。

2 身體下降，此時，背部、頸部和頭部
應呈一直線。

3 慢慢挺起上半身，恢復預備姿勢。

TIPS

做伏地挺身時，不要憋氣、低頭或讓下背部、骨盆腔下垂。身體下降達到最大極限時，開始想像從臀部開始往上恢復原姿勢，才不會使上半身太早弓起或往上拉。兩手間距離越小，三頭肌就越費力。既然這是鍛鍊胸部的練習，兩手與肩同寬即可。

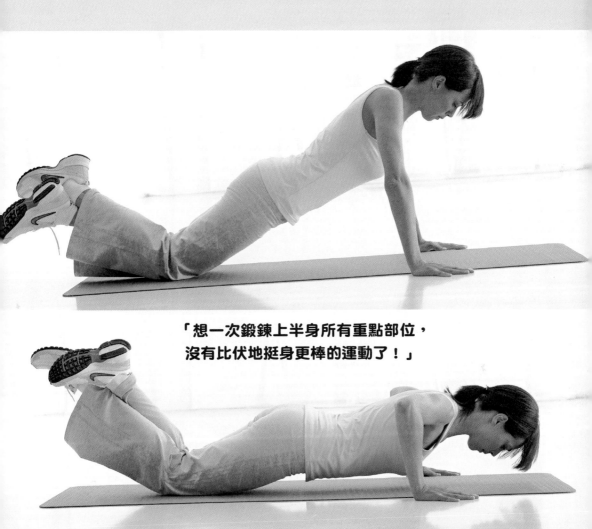

「想一次鍛鍊上半身所有重點部位，
沒有比伏地挺身更棒的運動了！」

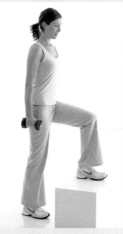

進階版階梯有氧

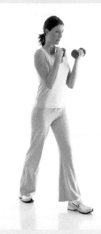

瘦臂美肩操

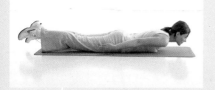

美背瘦臀操

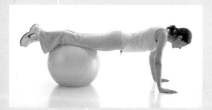

平衡版伏地挺身

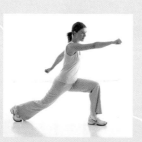

交叉跳躍健美操

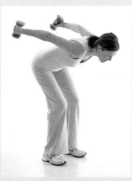

香肩美背操

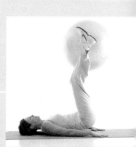

剷平小腹瘦腰操

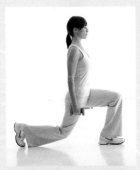

進階版強效提臀操

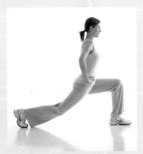

反向跨步壓腿運動

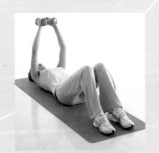

豐滿堅挺美胸操

重量訓練循環

歷經前面四週的「逆轉時光密集計畫」後，你已經可以進入以下的中級重量訓練課程，又稱「雕塑」循環，因為這組循環可以強化肌肉、美化曲線，還你緊實、豐潤與完美的體態。剛開始，依自己覺得舒服的速度，每組動作停留 30 秒，連續兩週，一週做兩次。接下來的兩週，改為每組動作重複 20 次。

進階版階梯有氧

這組動作的說明請參考第 106 頁的「基礎版階梯有氧運動」，雙手各加一個啞鈴即為進階版。

1 上台階時，一次跨兩個台階，直到階梯頂端。 或者，你可以用一個約 38 公分（15 吋）高的堅固箱子或階梯代替。

2 上面還有階梯則繼續往上爬。若無，則回到原點（一次踩一個台階）。規定的時間內反覆這組動作。

3 習慣這組動作後，加快速度。

TIPS

　　運動時，注意姿勢。眼睛不要盯著地面看。不要覺得累就駝背。背部打直、收小腹。手不要放在樓梯扶手上，也不要放在大腿上支撐。

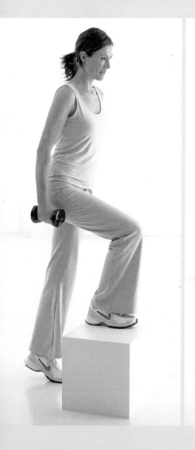
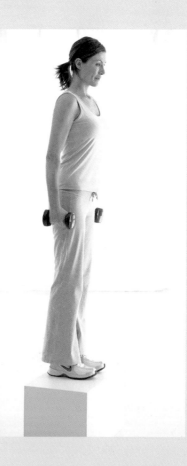
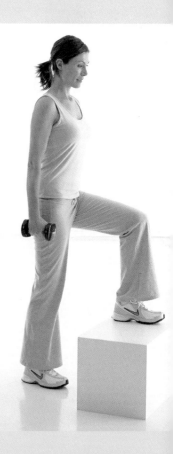

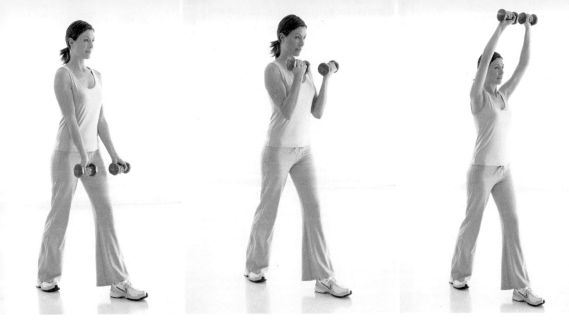

瘦臂美肩操

這組動作可以同時達到美化手臂和肩膀曲線的效果。一般來說，肩膀很難在日常生活中得到足夠的活動與伸展。評估一個人體態是否健康時，首先要看的就是肩膀是否結實、背部是否寬闊平直。隨著年紀增長以及疏忽保養，肩膀會自然下垂。如果你想成為衣架子，結實的肩膀與寬闊平直的背部是必備的基本要件。

1 採基本姿勢站立，雙腳前後打開（或坐在抗力球上，雙腳打開與肩同寬），雙手各拿一個啞鈴。手心朝外。

2 下臂向前畫弧線自然舉起，至肩膀前停住。中間不休息，呼氣，雙手上舉，在頭的正上方伸直。手往外翻轉，手掌朝前。兩個啞鈴互碰。手肘在上方時可稍微彎曲。手臂上舉的過程中記得吐氣。

3 按照相反順序將手放下然後吸氣，雙手反轉，放下置於肩膀前方，再放下置於大腿前側。

4 重複上述動作，中間不休息。

TIPS

　　抬頭挺胸，背部微微弓起。若坐在抗力球上，雙腿不是往外伸直，而是雙腳打開置於身體前方，膝蓋約呈 90 度彎曲，以免背部負荷過重，並確保臀部姿勢正確。除了美化肩背曲線外，這組動作也可以鍛鍊上半身和腹部的平衡肌肉。

進階版強效提臀操

動作說明請見「基礎版強效提臀操」（詳
第 110-111 頁），雙手各加一個啞鈴即為
進階版。習慣運動強度後，記得逐漸增加
啞鈴重量。

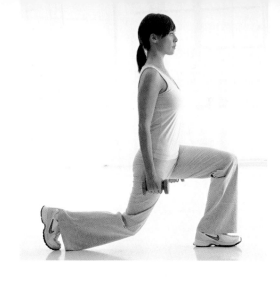

反向跨步壓腿運動

一般人爬樓梯或跨步時，通常會有一隻慣用的腳。這會導致受傷或失去平衡。這組動作
不但可以燃燒卡路里，還能改善下半身的平衡與穩定度。

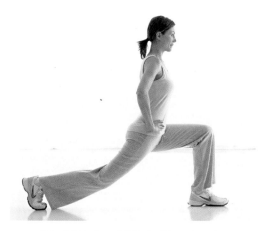

1 手扠腰站立，雙腳與肩同寬。深吸一
口氣，一腳向後跨一大步，腳趾著
地，腳跟離地。

2 身體慢慢下沉，直到雙腿自然彎曲，
後膝離地約 2.5 公分（1 吋）（和「跨
步壓腿」類似，只是反向進行。）

3 吐氣，用力收回後腳，提起上半身，
恢復預備姿勢。抬起收回的後腳，吸

氣，再次迅速往後跨一大步。腳趾著地，
腳跟離地。

4 重複以上動作 10 次，然後換腳。

TIPS

　　頭抬高向前看，有助於加強平衡。

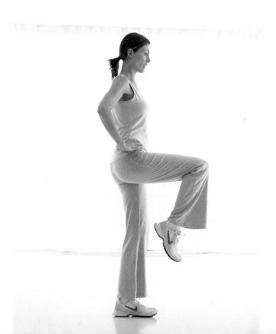

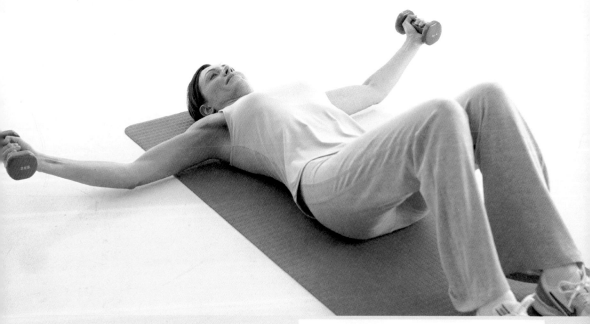

豐滿堅挺美胸操

這組動作對美化胸型很有幫助。胸口肌膚
和臉部及頸部肌膚一樣重要，都是老化的
明顯部位。胸口肌肉與肌理尤其需要細心
呵護。這組動作能鍛鍊胸肌，塑造自然堅
挺的胸型，同時美化部分肩膀的線條。

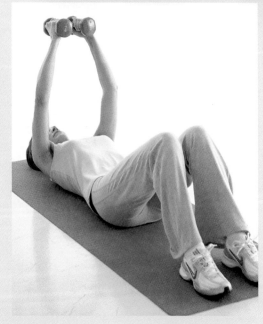

1 仰躺在墊子上，雙手各拿一個啞鈴，
雙腿自然彎曲，背部貼地。

2 舉起啞鈴，置於身體上方，手掌相
對，手肘微彎。用力握緊啞鈴。

3 手腕與手肘的位置不變。深吸一口
氣，以畫半圓的方式將啞鈴向兩側放
下，直到手輕觸地板。

4 感覺胸腔伸展開來。此時，用力吸
氣，再次將啞鈴舉起至身體上方。

TIPS

　　做動作時，特別注意手肘的動作，不
要任意移動。初學者常為了減輕啞鈴的重
量，手肘往往過於彎曲。你不妨想像自己
在「擁抱」一棵大樹。

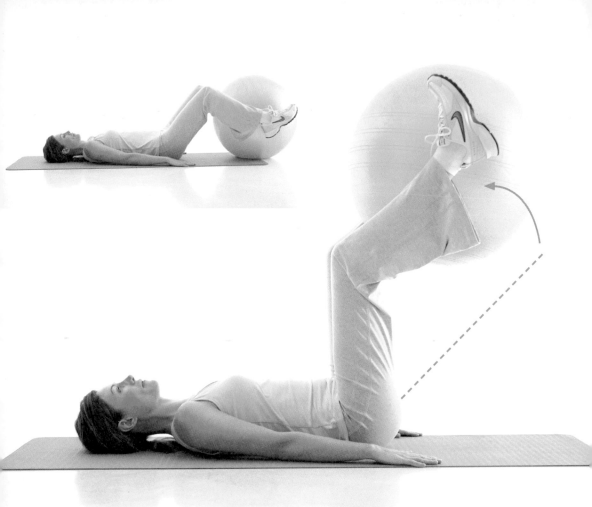

剷平小腹瘦腰操

趕走惱人小腹就靠這組動作。平躺在墊子上,小腿夾住抗力球。雙腿將球舉起時,脊椎骨向內彎曲。雙腿向天花板伸展,像在做抬腿運動。腿放下時,停在離地板 45 度處。中間不休息,再次將腿抬高。如果你覺得這組動作很難,不妨先拿掉抗力球。

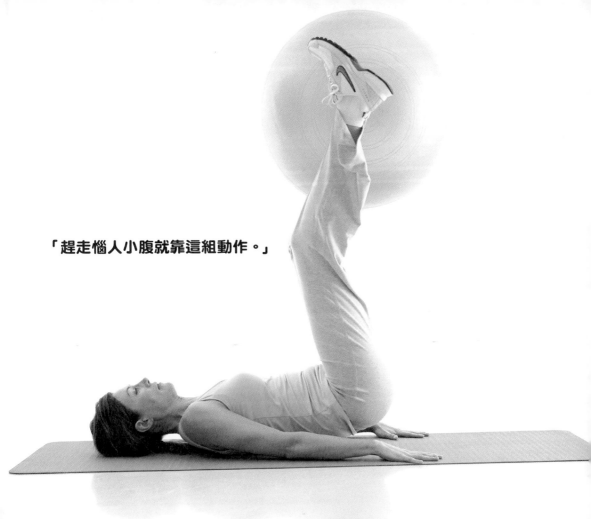

「趕走惱人小腹就靠這組動作。」

1 平躺在墊子上，用腳踝夾住抗力球。
雙腿停留在離地 45 度處。此時，膝
蓋微微彎曲。

2 手掌貼在墊子上。吐氣，抬高雙腿至
離地板 90 度處。腹部和臀部用力，
繼續提高骨盆，臀部離地。

3 吸氣，慢慢將腿放下，停在離地板
45 度處。控制腿部力量，不要掉
下去。

TIPS

腿放下時，停在離地板 45 度處，以
免背部弓起。臀部抬起時，雙腿不可來回
晃動，或前舉超過腹部。雙腿應筆直向上
抬高。膝蓋保持微彎，以保護關節。控制
腿部力量，不要瞬間放掉。

香肩美背操

這組動作能搶救蝴蝶袖（鍛鍊三頭肌），還能美化背部和肩膀中間的線條，讓你下次小露香肩或背部曲線時更有自信。很多女性深受內衣肩帶兩側及背部中間擠出的肥肉所困擾。這些部位都是容易堆積脂肪的地方，也是全身最缺乏鍛鍊的部位之一。很多人為了減重，一次花幾個小時做強化心肺或有氧運動，卻常忘記背部有幾個大肌肉群才是真正應該注意的地方。肥厚的肩背對內在的健康和外在的形象都只有扣分效果。

1 雙手各拿一個啞鈴。雙腳打開與肩同寬，膝蓋微彎。背部弓起，身體向前彎，臀部抬高。

2 吸氣，定住不動。慢慢舉起啞鈴置於胸旁兩側。

3 手臂不動，吐氣，前臂向後伸展，直到手臂伸直。

4 按照相反順序恢復預備姿勢。注意吸氣和吐氣的搭配。重複上述動作。

TIPS

頭抬高，保持正確姿勢，確保呼吸道暢通。全程保持背部微微弓起，臀部向外伸展。

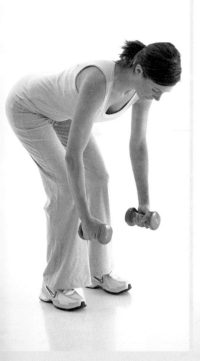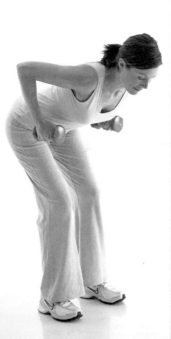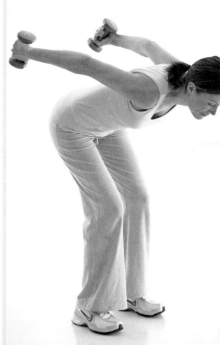

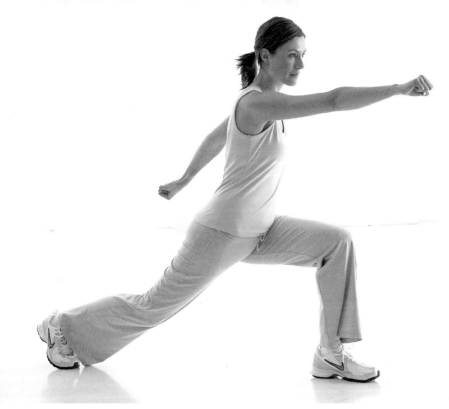

交叉跳躍健美操

這組動作是參考軍事體操而來，可以美化小腿線條、強化臀部與骨盆以及軟化肩膀線條。此外，這組動作還能強化體能，提高心跳率。

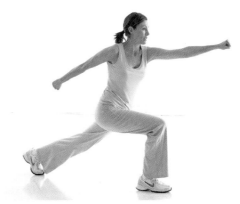

1 採基本姿勢站立，雙手自然擺在身體兩側。吐氣，向上躍起，落地時左腳向前跨一大步，呈90度彎曲，右腳向後伸展，腳趾著地，腳跟離地。將全身大部分的重心放在前腳。躍起時，右手向前伸，做出拳狀，左手往後伸。

2 定住不動，吸氣。換腳時用力吐氣。雙手亦交換位置。

TIPS

躍起時，膝蓋保持彈性。若想增加難度，可以在跳躍前將身體下沉，但是膝蓋的位置不可以超過腳趾。頭抬高、收小腹，上半身不可向前傾。

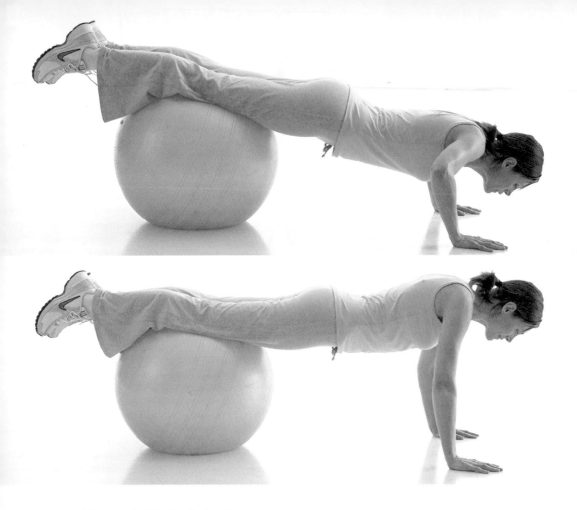

平衡版伏地挺身

這組動作比在地板上做伏地挺身更具挑戰性。抗力球會強迫你用力維持平衡、收緊前腹和側腹的肌肉，因此可有效擊退肥膩的游泳圈、美化腰部曲線。此外，這組動作還有固定肩膀姿勢、塑造堅挺胸型的效果。

1 跪在抗力球後面，將小腿滾到球上，將球固定在膝蓋下方。

2 雙手打開，比肩膀略寬。吸氣，手肘彎曲，胸部慢慢下降。

3 吐氣，拉回上半身，直到手臂近乎完全伸直。重複上述動作。

TIPS

　　頭抬高，暢通呼吸道。深呼吸，肩膀用力向後伸展，不要弓起肩膀。收緊小腹，控制身體平衡。注意腹部不要下垂。

美背瘦臀操

這組動作能有效美化背部、臀部和肩膀的曲線,同時身材也會更健美勻稱。這是我們的名流客戶在星光大道上展露自信的秘密武器。

1 平躺在地上,面朝下。雙手向前伸直,雙腳併攏。

2 吸氣,抬起頭來,同時抬高手臂和雙腿。雙臂用力往兩側揮動,直到碰到身體兩側。用力夾緊臀部與大腿。

3 吐氣,恢復預備姿勢。重複上述動作。手臂從頭到尾都不可以碰到地板。

TIPS

　動作盡量保持流暢自然,切忌揮動手臂時背部過度用力。頭部和頸部保持自然姿勢。

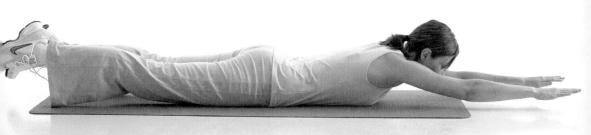

「這是我們的名流客戶在星光大道上展露自信的秘密武器。」

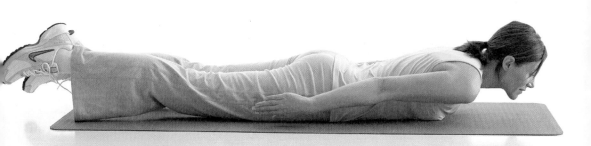

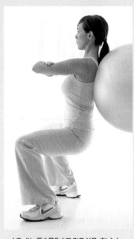

挽救鬆臀粗腿塑身法

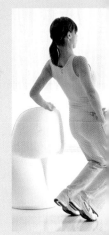

強化骨盆膝蓋運

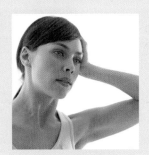

強化頸肌運動

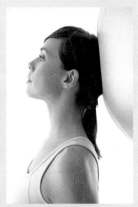

雕塑頸部曲線運動

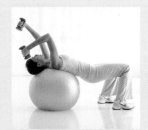

搶救蝴蝶袖瘦臂操

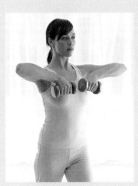

矯正駝背美化肩頸操

局部雕塑運動

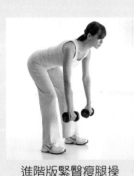

進階版緊臀瘦腿操

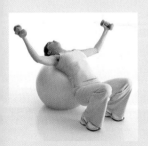

進階版豐滿堅挺美胸操

在「逆轉時光密集計畫」中，局部雕塑運動應該搭配重量訓練循環，每週一次，連續四週。這是針對特定部位而設計的運動，可以一次解決你困擾已久的問題部位。嚴格說來，這套動作不算是循環，但是你可以從第一組動作開始，做 10 下後休息 40 秒，再做下一組動作 10 下，然後再休息 40 秒，一直循環下去。

如果你不打算執行「逆轉時光密集計畫」，只想解決特定部位的問題，雕塑身體曲線。那你可以每兩天做一次，連續四週。參閱每組動作的說明，以計算啞鈴的重量。

挽救鬆臀粗腿塑身法

這組動作對雕塑臀部和大腿內側曲線非常有效。這兩個部位常出現的問題包括鬆弛下垂、靜脈曲張、肥胖組織和橘皮組織累積。半蹲的動作可以促進這兩個部位的血液循環。重複 12 次，每次間隔休息 1 分鐘。

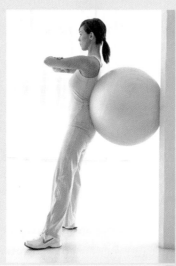

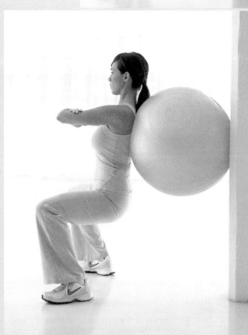

1 背對牆壁站直，將抗力球置於背部和牆壁中間，利用背部的自然曲線頂住抗力球。

2 雙腳打開，腳趾向外張開約 45 度，雙手於胸前交疊。

3 抬頭挺胸，肩膀往後挺。吸氣，曲膝慢慢往下蹲，直到大腿與地板平行。膝蓋朝外，對齊第二根腳趾頭。背部順著抗力球下滑。

4 吐氣，慢慢起身恢復預備姿勢。背部下滑時對抗力球略施壓力。起身時用力夾緊臀部，塑身效果更佳。

TIPS

上半身不可往前傾。若想加強效果，大腿和臀部用力。開始練習這組動作前，應先暖身，以相同姿勢（不用抗力球）連續半蹲 12 下。半蹲時，膝蓋不應感到疼痛或不適。習慣這組動作後，可以雙手各拿一個啞鈴（置於身體兩側），並可適時增加重量。

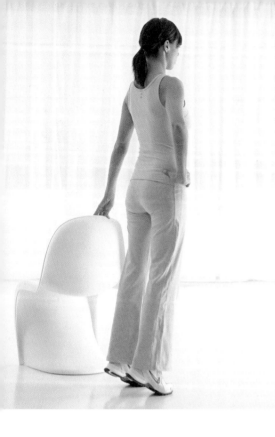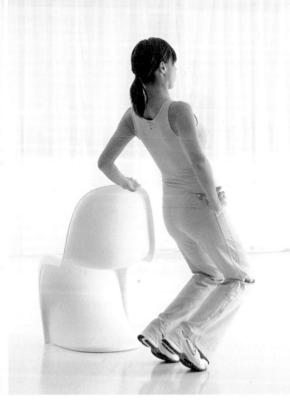

強化骨盆膝蓋運動

如果你對自己膝蓋的形狀不太滿意，你一定要試試這個動作。此外，它也有強化四頭肌、大腿、和骨盆底肌肉的效果。若想緊實大腿內側贅肉，不妨在兩腿中間夾一顆海綿球。注意：這個動作不適合膝蓋無力、疼痛、或曾受傷的人。剛開始可連續做 8~10下，重複 3 回合，每回合中間可休息 1 分鐘。

1 單手扶穩固的椅背或固定物，雙腳併攏站立，腳趾稍微向外。

2 踮起腳尖，上半身微微向下沉並往後傾。身體下降前，將骨盆往前推出，用力縮緊並提起骨盆底部，夾緊臀部。下降時，想像小腿與地板平行。

3 到底時停住，腳掌前半部向下壓，大腿和臀部用力夾緊。恢復預備姿勢。

TIPS

保持骨盆向前推出、臀部與骨盆底部用力。若兩腿中間有夾海綿球或健身球，大腿盡可能用力夾緊。

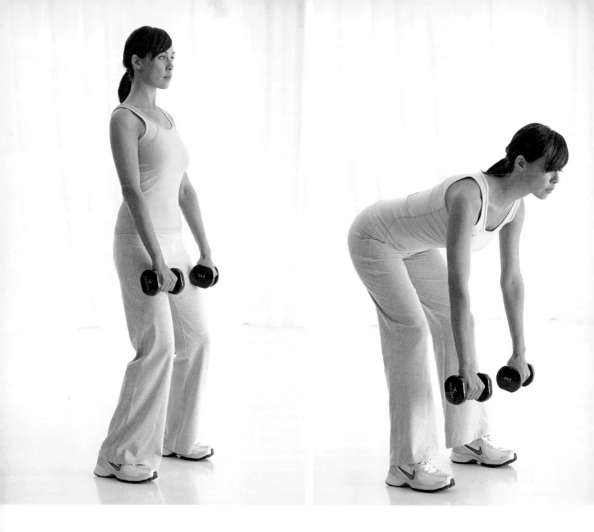

進階版緊臀瘦腿操

沒有什麼比這組動作更能甩掉大腿後側的贅肉和尷尬的橘皮組織了。現代人久坐慵懶的生活方式，使得腿後肌變得慘不忍睹。因此，這個部位的肌肉需要用力擠壓才能帶動血液和淋巴循環。針對腿後肌的運動可以為肌膚細胞注入更多養分、加速排毒、軟化脂肪。女性隨著年紀增長，若缺乏運動，屁股下緣容易累積脂肪。此時，下垂的屁股就像老男人的雙下巴般令人倒胃口。前面說過，消除局部脂肪很困難，但是我們能藉由運動緊實特定部位的肌肉。現代人醒著的時候，大部分的時間不是坐在辦公桌前，就是在電視前或是駕駛座上。臀部肌肉幾乎沒有機會運動，導致大腿後側鬆弛下垂。

剛開始可連續做 12~16 下，重複 3 個回合，每回合中間休息 30 秒。

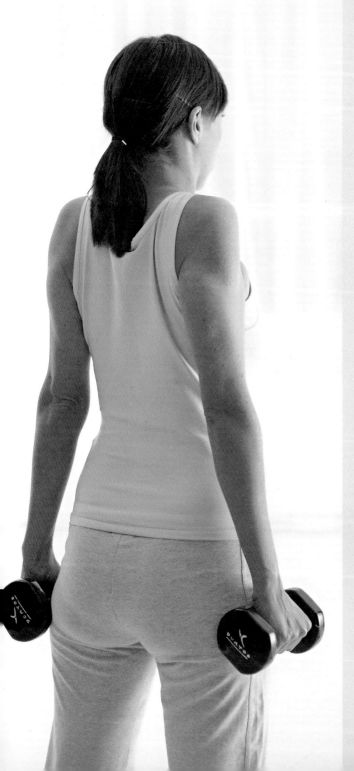

「沒有什麼比這個動作更能
甩掉大腿後側的贅肉和尷
尬的橘皮組織了。」

1 採基本姿勢站立，雙腳與
肩同寬。雙手自然下垂，
各拿一個啞鈴，置於身體兩
側。頭抬高往前看，背部打
直，肩膀往後挺。

2 吸氣，上半身微微往前
彎，雙手自然下垂，停在
膝蓋下方。保持視線往前看，
頭抬起來，膝蓋微彎，下背部
挺直，臀部往後推出，腳掌貼
地。重心往下沉，放在大約腳
踝處。

3 慢慢吐氣，起身恢復預備
姿勢。起身時，用力夾緊
腿後肌及臀部。

4 上半身微微後仰，將肩膀
靠近耳朵，做出聳肩狀。

TIPS

　　不妨側身對著鏡子，檢查
上半身往前彎時，背部是否呈
弓形。脊椎必須保持筆直，膝
蓋從頭到尾應該保持微彎。你
應該可以感覺到腿後肌中間和
臀部用力。若覺得膝蓋後方會
痛，可能是腿不夠彎。

進階版豐滿堅挺美胸操

進階版豐滿堅挺美胸操（基礎版見第 121 頁）能有效美化胸部線條，緊緻胸口的肌膚，讓你的他忍不住一親芳澤。很多人以不健康的方式急速瘦身，導致胸口肌膚變得乾癟、凹陷無光澤。習慣這組動作後，不妨增加啞鈴重量，永遠給自己多一點挑戰。連續做 12 下，每回合中間休息 30 秒。

1 背部躺在抗力球上，以球支撐頭部。雙手各拿一個啞鈴，膝蓋自然彎曲。臀部朝下，骨盆低於胸部。腳掌貼地。

2 高舉啞鈴，置於眼睛正上方。手掌相對，手肘微彎。用力抓住啞鈴。

3 手腕與手肘保持不動，用力深吸一口氣，手臂向外打開畫半圓，直到手臂與肩膀平行。手臂不可低於肩膀。

4 感覺到胸大肌伸展。吐氣，同時收回手臂，回到預備姿勢。

TIPS

手臂開合時不要任意改變手肘彎曲程度，想像自己正擁抱一棵大樹。

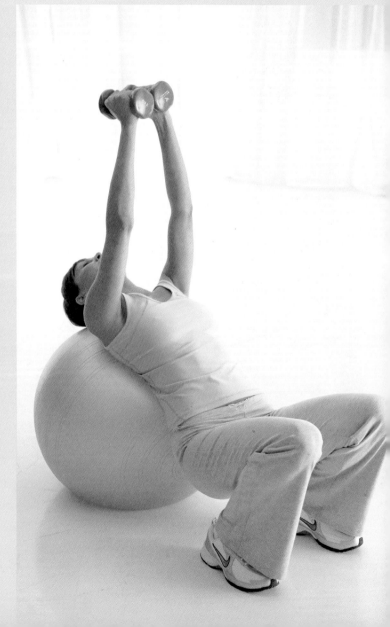

「習慣這個動作後，不妨增加啞鈴重量，永遠給自己多一點挑戰。」

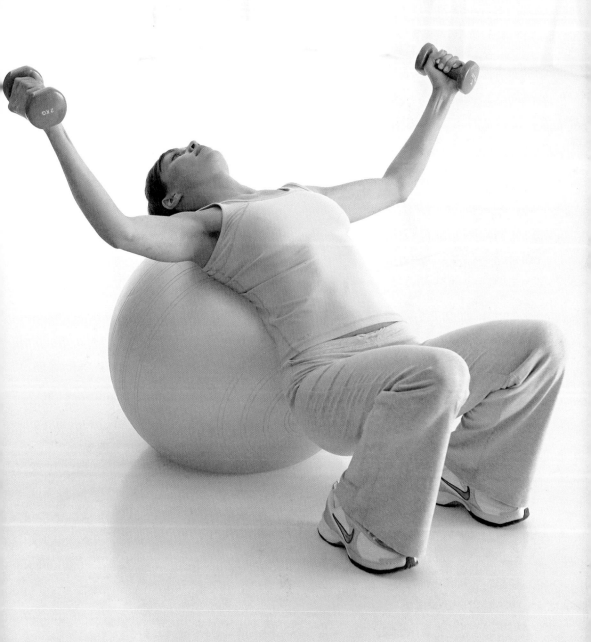

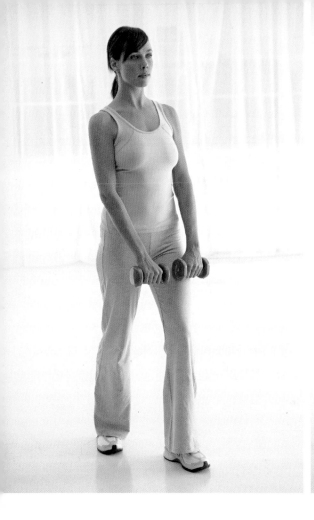
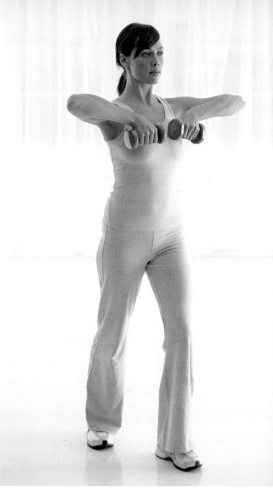

矯正駝背美化肩頸操

這個動作特別適合有駝背習慣者。此外，它也能雕塑肩膀到頸部優雅、美麗的線條。

1 採基本姿勢站立，雙腳打開與肩同寬。雙手自然下垂，各拿一個啞鈴，置於大腿前側，手掌向內。

2 舉起啞鈴，置於胸前。此時，手肘及前臂與地板平行。

3 放下啞鈴，回到預備姿勢。

TIPS

舉啞鈴時，背部保持固定。放下啞鈴時，脊椎和頸部保持筆直，感覺頸背與肩膀用力。肩膀不可向前彎，全程兩手相互靠近，才能發揮鍛鍊肌肉的效果。

搶救蝴蝶袖瘦臂操

到底哪一年夏天才能擺脫「蝴蝶」夫人的綽號嗎？就是這個動作，讓你今夏換上最愛的無袖洋裝，從此告別蝴蝶袖。這組動作很簡單，雙手交替連續做敲鎚動作，各 15 下。

1 上半身躺在抗力球上，以球支撐頭部。雙手各拿一個啞鈴，手掌向內相對，想像手裡拿著鎚子。

2 舉起雙手，手肘對著天花板。彎起一隻手往下，將啞鈴置於耳朵旁，恢復原姿勢。

3 換手重複上述動作。

TIPS

控制雙手的動作，不要讓啞鈴太貼近頭部兩側。若想美化三頭肌的線條與輪廓，雙手舉起時盡量往後，置於頭部後方。

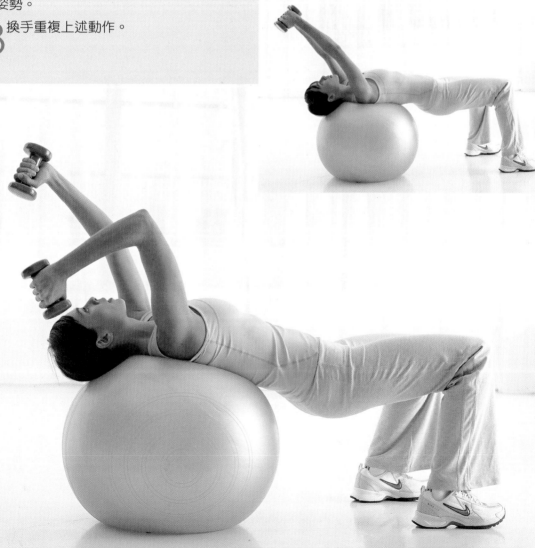

雕塑頸部曲線運動

線條優雅的長頸是每個女人的夢想。一般人忙著雕塑身材時，常常忽略某些部位。照照鏡子，你的臉頰和下巴出現下垂的徵兆了嗎？這代表肌肉缺乏運動。臉部和頸部可是你的門面，我們需要均稱緊實的臉部肌肉，才能支撐沉重的頭部。

鍛鍊這個部位的肌肉時要特別小心，保持正確姿勢。動作自始至終保持流暢、緩慢，切忌瞬間猛然出力。

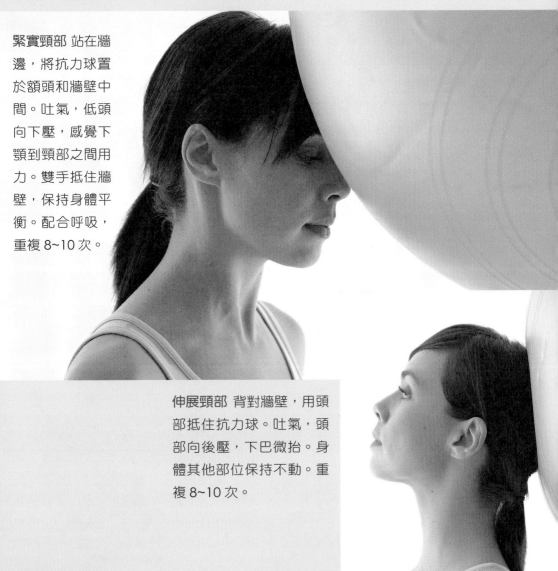

緊實頸部 站在牆邊，將抗力球置於額頭和牆壁中間。吐氣，低頭向下壓，感覺下顎到頸部之間用力。雙手抵住牆壁，保持身體平衡。配合呼吸，重複8~10次。

伸展頸部 背對牆壁，用頭部抵住抗力球。吐氣，頭部向後壓，下巴微抬。身體其他部位保持不動。重複8~10次。

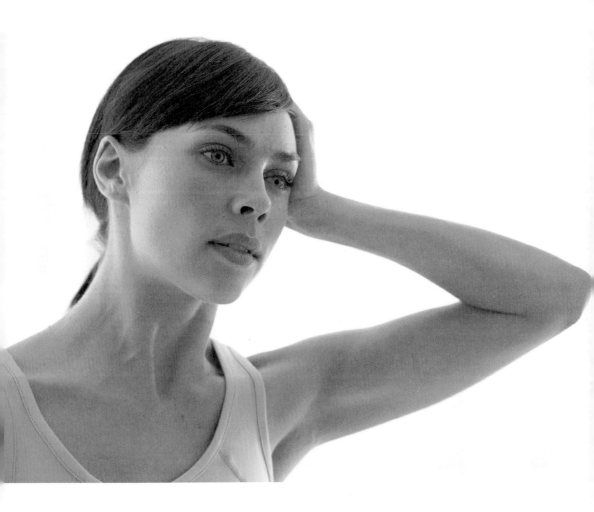

強化頸肌運動

這個動作能強化頸部前、後及兩側肌肉。進階版是來回晃動頸部，抵抗手掌的壓力。注意：手掌盡可能對頭部施壓。

1 將一手的手掌底部置於太陽穴的位置。

2 手掌對頭部施加壓力，用頸部抵抗壓力。可按照自己的力氣調整手掌施力的程度。手掌盡可能用力壓，時間盡可能拉長。頸部保持不動，抵抗壓力。換邊重複相同的動作。

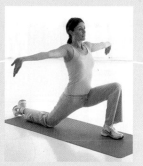

伸展臀部肌肉、髖部、胸部及前臂

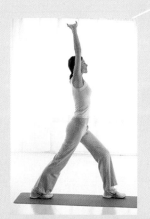

伸展小腿、背部及手臂

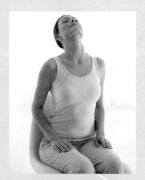

簡單的頸部伸展動作

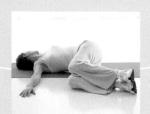

增加下背部活動力的伸展

緩和與伸展

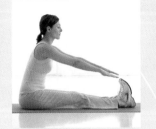

伸展腿後肌和下背部

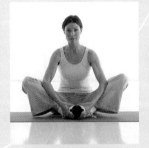

伸展大腿內側

緩和與伸展有助於增加彈性，降低受傷機率，是整套運動過程中不可或缺的一環。運動前後都需要伸展；做完緩和運動後，肌肉需要適當的放鬆與伸展。同樣地，開始運動前，做完熱身操後，也需要稍微伸展長期緊繃的肌肉。每個伸展動作至少要做一次，每次停留數秒（時間充裕的話，可停留更久）。做伸展動作要確實，盡可能地向外伸展，可改善肌肉血液循環，避免肌肉痠痛。注意：請按順序逐一完成伸展動作。

伸展小腿、背部及手臂

1 採基本站立姿勢，雙腳打
開與肩同寬，右腳向後跨
一步，腳伸直且腳掌完全貼
地。左腳膝蓋微彎，增加右
小腿後方肌肉的伸展力度。

2 雙手十指交疊，反轉手
掌，掌心向外。用力高
舉雙臂，置於頭頂正上方。
上半身挺直，深吸一口氣，
用手的力量將身體盡量往上
拉。向上伸展時，憋住呼吸。

3 吐氣，全身放鬆。換腳，
重複上述動作。

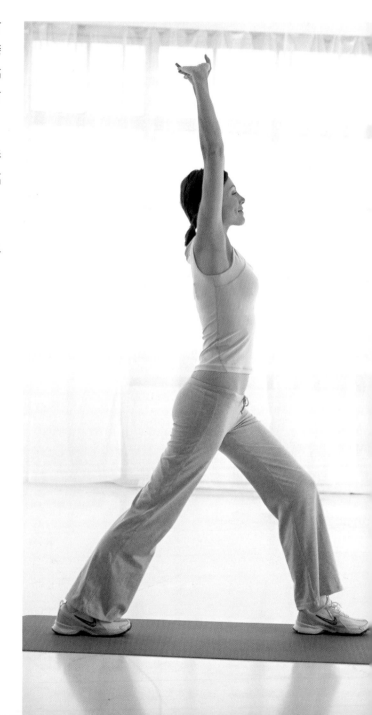

伸展臀部肌肉、髖部、胸部及前臂

1 接著上一個動作：拉回置於後方的左腳，向前跨出一大步。身體慢慢向下沉，直到後（右）膝輕觸地板。

2 身體持續向下沉，上半身稍微後仰。同時雙臂向外平伸，掌心向外，吸氣，拉回手臂。頭抬高，往前看，手指向後彎，停留 5 秒不動。

3 吐氣，身體放鬆。換腳，重複上述動作。

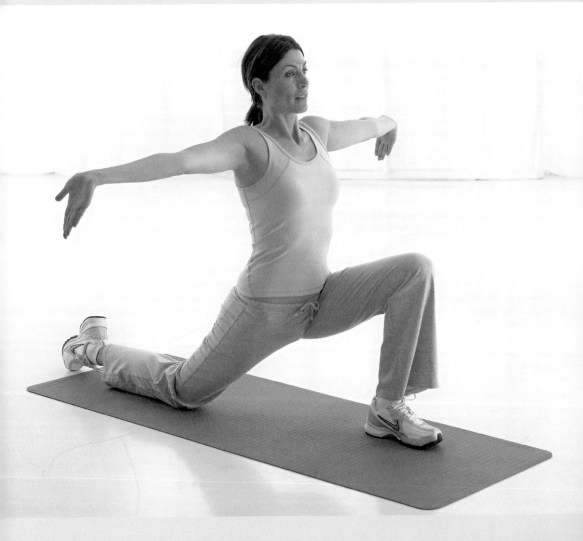

伸展腿後肌和下背部

1 接前一個動作,慢慢坐下,兩腿
伸直。

2 手臂向前伸直,碰觸腳趾。吐氣,手
臂盡可能向前伸展。你應該覺得膝蓋

後方緊緊的。不要做彈振式伸展(任何運
動都一樣)。輕輕呼吸,停留約 30 秒。

3 全身放鬆。

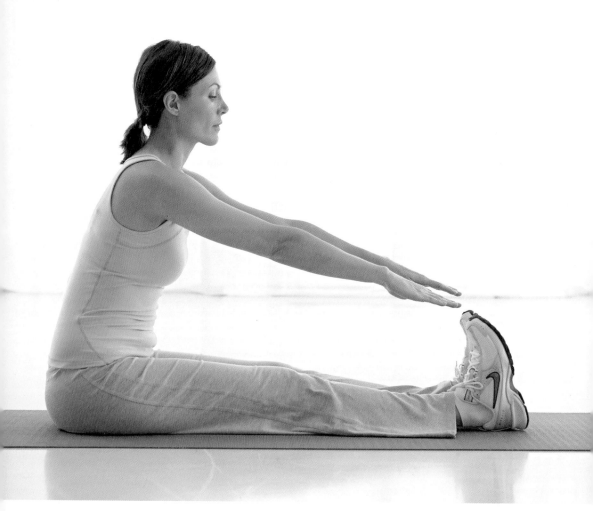

伸展大腿內側

1 接前一個動作，雙腳腳掌相對。

2 手肘置於膝蓋內側，吐氣，身體慢慢往前彎、向下伸展。不要做彈振式伸展（任何運動都一樣）。輕輕呼吸，停留約 30 秒。持續對膝蓋施加壓力。

3 慢慢將兩腿伸直，膝蓋放鬆。

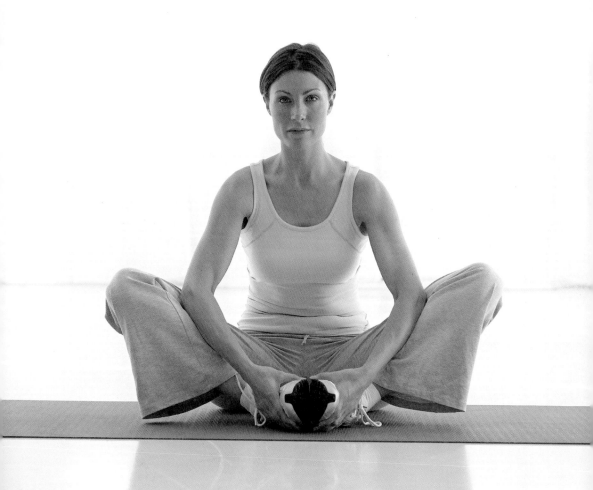

增加下背部活動力的伸展

1 接續前面坐著的姿勢，身體往後躺下。雙腳彎曲併攏，手臂打開與肩膀平行，手掌貼地。

2 吐氣，雙膝慢慢地倒向一邊。肩膀保持貼地。輕輕呼吸，維持相同姿勢至少30秒。身體放鬆，盡量伸展，膝蓋盡可能貼地。

3 膝蓋回到與地板垂直的位置。換邊重複上述動作。

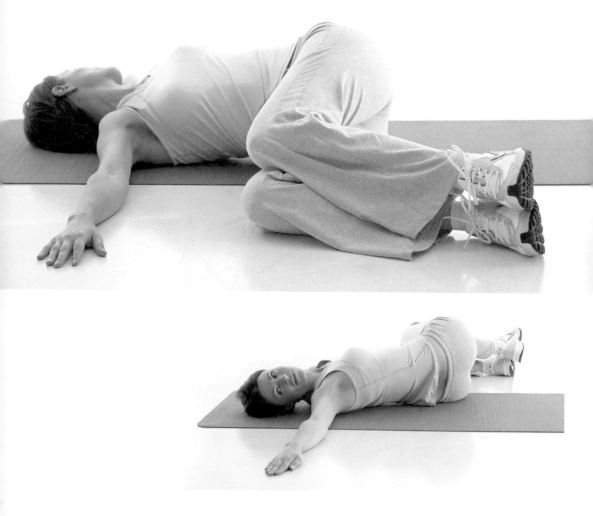

簡單的頸部伸展動作

以下幾組動作能幫助你恢復頸部應有的活動力。每組動作做 5 次，各組動作中間可稍微休息。全天不分時段，隨時都可以做。

1 緊實頸部

低下頭，下巴碰胸部。眼睛直視地板。

2 伸展頸部

抬起頭往後仰，眼睛直視天花板。
注意：若覺得頭暈，請立刻停止。

3 扭轉頸部

慢慢將頭轉向一邊，直到無法轉動為止。伸展 5 次之後，換邊重複相同動作（不要從一邊直接轉到另一邊）。

4 緊實側頸

眼睛直視前方。左手置於右耳上方，將頭往左肩方向按。重複 5 次後換邊。

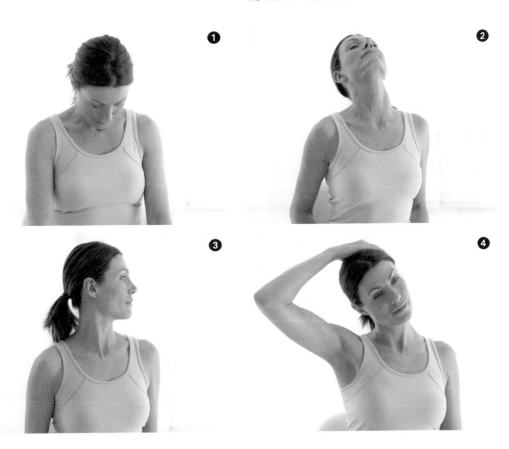

5&6 緊實前後頸部

　　頸部長時間向前伸展，容易造成姿勢不良，這組動作能恢復頸部的活動力，讓你輕鬆活動頸椎關節。方法很簡單：頭部向前傾，臉保持面對正前方，然後頭盡可能後仰。你可以用抗力球抵住牆壁做這組動作，請參考圖片示範。詳細說明請見第 138 頁。

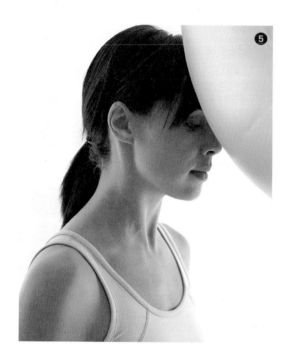
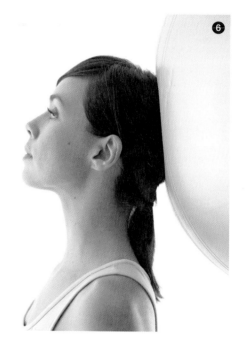

大都會文化圖書目錄

●度小月系列

路邊攤賺大錢【搶錢篇】	280 元	路邊攤賺大錢 2【奇蹟篇】	280 元
路邊攤賺大錢 3【致富篇】	280 元	路邊攤賺大錢 4【飾品配件篇】	280 元
路邊攤賺大錢 5【清涼美食篇】	280 元	路邊攤賺大錢 6【異國美食篇】	280 元
路邊攤賺大錢 7【元氣早餐篇】	280 元	路邊攤賺大錢 8【養生進補篇】	280 元
路邊攤賺大錢 9【加盟篇】	280 元	路邊攤賺大錢 10【中部搶錢篇】	280 元
路邊攤賺大錢 11【賺翻篇】	280 元	路邊攤賺大錢 12【大排長龍篇】	280 元
路邊攤賺大錢 13【人氣推薦篇】	280 元	路邊攤賺大錢 14【精華篇】	280 元

● DIY 系列

路邊攤美食 DIY	220 元	嚴選台灣小吃 DIY	220 元
路邊攤超人氣小吃 DIY	220 元	路邊攤紅不讓美食 DIY	220 元
路邊攤流行冰品 DIY	220 元	路邊攤排隊美食 DIY	220 元
把健康吃進肚子── 40 道輕食料理 easy 做	250 元		

●流行瘋系列

跟著偶像 FUN 韓假	260 元	女人百分百─男人心中的最愛	180 元
哈利波特魔法學院	160 元	韓式愛美大作戰	240 元
下一個偶像就是你	180 元	芙蓉美人泡澡術	220 元
Men 力四射─型男教戰手冊	250 元	男體使用手冊─ 35 歲⁺♂保健之道	250 元
想分手？這樣做就對了！	180 元		

●生活大師系列

遠離過敏─打造健康的居家環境	280 元	這樣泡澡最健康─紓壓 · 排毒 · 瘦身三部曲	220 元
兩岸用語快譯通	220 元	台灣珍奇廟─發財開運祈福路	280 元
魅力野溪溫泉大發見	260 元	寵愛你的肌膚─從手工香皂開始	260 元
舞動燭光─手工蠟燭的綺麗世界	280 元	空間也需要好味道─打造天然香氛的 68 個妙招	260 元
雞尾酒的微醺世界─調出你的私房 Lounge Bar 風情	250 元	野外泡湯趣─魅力野溪溫泉大發見	260 元
肌膚也需要放輕鬆─徜徉天然風的 43 項舒壓體驗	260 元	辦公室也能做瑜珈─上班族的紓壓活力操	220 元
別再說妳不懂車─男人不教的 Know How	249 元	一國兩字─兩岸用語快譯通	200 元

宅典	288 元	超省錢浪漫婚禮	250 元
旅行,從廟口開始	280 元		

●寵物當家系列

Smart 養狗寶典	380 元	Smart 養貓寶典	380 元
貓咪玩具魔法 DIY— 　讓牠快樂起舞的 55 種方法	220 元	愛犬造型魔法書—讓你的寶貝漂亮一下	260 元
漂亮寶貝在你家—寵物流行精品 DIY	220 元	我的陽光‧我的寶貝—寵物真情物語	220 元
我家有隻麝香豬—養豬完全攻略	220 元	SMART 養狗寶典(平裝版)	250 元
生肖星座招財狗	200 元	SMART 養貓寶典(平裝版)	250 元
SMART 養兔寶典	280 元	熱帶魚寶典	350 元
Good Dog—聰明飼主的愛犬訓練手冊	250 元	愛犬特訓班	280 元
City Dog—時尚飼主的愛犬教養書	280 元	愛犬的美味健康煮	250 元
Know Your Dog—愛犬完全教養事典	320 元	Dog's IQ 大考驗—判斷與訓練愛犬智商的 　50 種方法	250 元
幼貓小學堂—Kitty 的飼養與訓練	250 元	幼犬小學堂—Puppy 的飼養與訓練	250 元

●人物誌系列

現代灰姑娘	199 元	黛安娜傳	360 元
船上的 365 天	360 元	優雅與狂野—威廉王子	260 元
走出城堡的王子	160 元	殞逝的英格蘭玫瑰	260 元
貝克漢與維多利亞—新皇族的真實人生	280 元	幸運的孩子—布希王朝的真實故事	250 元
瑪丹娜—流行天后的真實畫像	280 元	紅塵歲月—三毛的生命戀歌	250 元
風華再現—金庸傳	260 元	俠骨柔情—古龍的今生今世	250 元
她從海上來—張愛玲情愛傳奇	250 元	從間諜到總統—普丁傳奇	250 元
脫下斗篷的哈利—丹尼爾‧雷德克里夫	220 元	蛻變—章子怡的成長紀實	260 元
強尼戴普— 　可以狂放叛逆,也可以柔情感性	280 元	棋聖 吳清源	280 元
華人十大富豪—他們背後的故事	250 元	世界十大富豪—他們背後的故事	250 元
誰是潘柳黛?	280 元		

●心靈特區系列

每一片刻都是重生	220 元	給大腦洗個澡	220 元
成功方與圓—改變一生的處世智慧	220 元	轉個彎路更寬	199 元
課本上學不到的 33 條人生經驗	149 元	絕對管用的 38 條職場致勝法則	149 元
從窮人進化到富人的 29 條處事智慧	149 元	成長三部曲	299 元
心態—成功的人就是和你不一樣	180 元	當成功遇見你—迎向陽光的信心與勇氣	180 元

改變，做對的事	180 元	智慧沙	199 元（原價 300 元）
課堂上學不到的 100 條人生經驗	199 元（原價 300 元）	不可不防的 13 種人	199 元（原價 300 元）
不可不知的職場叢林法則	199 元（原價 300 元）	打開心裡的門窗	200 元
不可不慎的面子問題	199 元（原價 300 元）	交心—別讓誤會成為拓展人脈的絆腳石	199 元
方圓道	199 元	12 天改變一生	199 元（原價 280 元）
氣度決定寬度	220 元	轉念—扭轉逆境的智慧	220 元
氣度決定寬度 2	220 元	逆轉勝—發現在逆境中成長的智慧	199 元（原價 300 元）
智慧沙 2	199 元	好心態，好自在	220 元
生活是一種態度	220 元	要做事，先做人	220 元
忍的智慧	220 元	交際是一種習慣	220 元
溝通—沒有解不開的結	220 元	愛の練習曲—與最親的人快樂相處	220 元
有一種財富叫智慧	199 元	幸福，從改變態度開始	220 元
菩提樹下的禮物—改變千萬人的生活智慧	250 元		

● SUCCESS 系列

七大狂銷戰略	220 元	打造一整年的好業績—店面經營的 72 堂課	200 元
超級記憶術—改變一生的學習方式	199 元	管理的鋼盔—商戰存活與突圍的 25 個必勝錦囊	200 元
搞什麼行銷— 152 個商戰關鍵報告	220 元	精明人聰明人明白人—態度決定你的成敗	200 元
人脈＝錢脈—改變一生的人際關係經營術	180 元	週一清晨的領導課	160 元
搶救貧窮大作戰？ 48 條絕對法則	220 元	搜驚 · 搜精 · 搜金—從 Google 的致富傳奇中，你學到了什麼？	199 元
絕對中國製造的 58 個管理智慧	200 元	客人在哪裡？—決定你業績倍增的關鍵細節	200 元
殺出紅海—漂亮勝出的 104 個商戰奇謀	220 元	商戰奇謀 36 計—現代企業生存寶典 I	180 元
商戰奇謀 36 計—現代企業生存寶典 II	180 元	商戰奇謀 36 計—現代企業生存寶典 III	180 元
幸福家庭的理財計畫	250 元	巨賈定律—商戰奇謀 36 計	498 元
有錢真好！輕鬆理財的 10 種態度	200 元	創意決定優勢	180 元
我在華爾街的日子	220 元	贏在關係—勇闖職場的人際關係經營術	180 元
買單！一次就搞定的談判技巧	199 元（原價 300 元）	你在說什麼？— 39 歲前一定要學會的 66 種溝通技巧	220 元
與失敗有約— 13 張讓你遠離成功的入場券	220 元	職場 AQ —激化你的工作 DNA	220 元
智取—商場上一定要知道的 55 件事	220 元	鏢局—現代企業的江湖式生存	220 元

到中國開店正夯《餐飲休閒篇》	250 元	勝出！—抓住富人的 58 個黃金錦囊	220 元
搶賺人民幣的金雞母	250 元	創造價值—讓自己升值的 13 個秘訣	220 元
李嘉誠談做人做事做生意	220 元	超級記憶術（紀念版）	199 元
執行力—現代企業的江湖式生存	220 元	打造一整年的好業績—店面經營的 72 堂課	220 元
週一清晨的領導課（二版）	199 元	把生意做大	220 元
李嘉誠再談做人做事做生意	220 元	好感力—辦公室 C 咖出頭天的生存術	220 元
業務力—銷售天王 VS. 三天陣亡	220 元	人脈＝錢脈—改變一生的人際關係經營術（平裝紀念版）	199 元
活出競爭力—讓未來再發光的 4 堂課	220 元	選對人，做對事	220 元
先做人，後做事	220 元	借力—用人才創造錢財	220 元
有機會成為 CEO 的員工—這八種除外！	220 元		

●都會健康館系列

秋養生—二十四節氣養生經	220 元	春養生—二十四節氣養生經	220 元
夏養生—二十四節氣養生經	220 元	冬養生—二十四節氣養生經	220 元
春夏秋冬養生套書	699 元（原價 880 元）	寒天—0 卡路里的健康瘦身新主張	200 元
地中海纖體美人湯飲	220 元	居家急救百科	399 元（原價 550 元）
病由心生—365 天的健康生活方式	220 元	輕盈食尚—健康腸道的排毒食方	220 元
樂活，慢活，愛生活—健康原味生活 501 種方式	250 元	24 節氣養生食方	250 元
24 節氣養生藥方	250 元	元氣生活—日の舒暢活力	180 元
元氣生活—夜の平靜作息	180 元	自療—馬悅凌教你管好自己的健康	250 元
居家急救百科（平裝）	299 元	秋養生—二十四節氣養生經	220 元
冬養生—二十四節氣養生經	220 元	春養生—二十四節氣養生經	220 元
夏養生—二十四節氣養生經	220 元	遠離過敏—打造健康的居家環境	280 元
溫度決定生老病死	250 元	馬悅凌細說問診單	250 元
你的身體會說話	250 元	春夏秋冬養生—二十四節氣養生經（二版）	699 元
情緒決定你的健康—無病無痛快樂活到 100 歲	250 元		

● CHOICE 系列

入侵鹿耳門	280 元	蒲公英與我—聽我說說畫	220 元
入侵鹿耳門（新版）	199 元	舊時月色（上輯＋下輯）	各 180 元
清塘荷韻	280 元	飲食男女	200 元
梅朝榮品諸葛亮	280 元	老子的部落格	250 元
孔子的部落格	250 元	翡冷翠山居閒話	250 元

大智若愚	250 元	野草	250 元
清塘荷韻（二版）	280 元	舊時月色（二版）	280 元

● FORTH 系列

印度流浪記—滌盡塵俗的心之旅	220 元	胡同面孔—　古都北京的人文旅行地圖	280 元
尋訪失落的香格里拉	240 元	今天不飛—空姐的私旅圖	220 元
紐西蘭奇異國	200 元	從古都到香格里拉	399 元
馬力歐帶你瘋台灣	250 元	瑪杜莎艷遇鮮境	180 元
絕色絲路　千年風華	250 元		

●大旗藏史館

大清皇權遊戲	250 元	大清后妃傳奇	250 元
大清官宦沉浮	250 元	大清才子命運	250 元
開國大帝	220 元	圖説歷史故事—先秦	250 元
圖説歷史故事—秦漢魏晉南北朝	250 元	圖説歷史故事—隋唐五代兩宋	250 元
圖説歷史故事—元明清	250 元	中華歷代戰神	220 元
圖説歷史故事全集　　　880 元（原價 1000 元）		人類簡史—我們這三百萬年	280 元
世界十大傳奇帝王	280 元	中國十大傳奇帝王	280 元
歷史不忍細讀	250 元	歷史不忍細讀 II	250 元
中外 20 大傳奇帝王（全兩冊）	490 元		

●大都會運動館

野外求生寶典—活命的必要裝備與技能	260 元	攀岩寶典— 　安全攀登的入門技巧與實用裝備	260 元
風浪板寶典— 　駕馭的駕馭的入門指南與技術提升	260 元	登山車寶典— 　鐵馬騎士的駕馭技術與實用裝備	260 元
馬術寶典—騎乘要訣與馬匹照護	350 元		

●大都會休閒館

賭城大贏家—逢賭必勝祕訣大揭露	240 元	旅遊達人— 　行遍天下的 109 個 Do & Don't	250 元
萬國旗之旅—輕鬆成為世界通	240 元	智慧博奕—賭城大贏家	280 元

●大都會手作館

樂活，從手作香皂開始	220 元	Home Spa & Bath — 　玩美女人肌膚的水嫩體驗	250 元

愛犬的宅生活—50 種私房手作雜貨	250 元	Candles 的異想世界—不思議の手作蠟燭魔法書	280 元
愛犬的幸福教室—四季創意手作 50 賞	280 元		

●世界風華館

環球國家地理 · 歐洲（黃金典藏版）	250 元	環球國家地理 · 亞洲 · 大洋洲（黃金典藏版）	250 元
環球國家地理 · 非洲 · 美洲 · 兩極（黃金典藏版）	250 元	中國國家地理 · 華北 · 華東（黃金典藏版）	250 元
中國國家地理 · 中南 · 西南（黃金典藏版）	250 元	中國國家地理 · 東北 · 西東 · 港澳（黃金典藏版）	250 元
中國最美的 96 個度假天堂	250 元	非去不可的 100 個旅遊勝地 · 世界篇	250 元
非去不可的 100 個旅遊勝地 · 中國篇	250 元	環球國家地理【全集】	660 元
中國國家地理【全集】	660 元	非去不可的 100 個旅遊勝地（全二冊）	450 元
全球最美的地方—漫遊美國	250 元	全球最美的地方—驚豔歐洲	280 元

● BEST 系列

人脈＝錢脈—改變一生的人際關係經營術（典藏精裝版）	199 元	超級記憶術—改變一生的學習方式	220 元

● STORY 系列

失聯的飛行員—一封來自 30,000 英呎高空的信	220 元	Oh, My God! —阿波羅的倫敦愛情故事	280 元
國家寶藏 1—天國謎墓	199 元	國家寶藏 2—天國謎墓 II	199 元
國家寶藏 3—南海鬼谷	199 元	國家寶藏 4—南海鬼谷 II	199 元
國家寶藏 5—樓蘭奇宮	199 元	國家寶藏 6—樓蘭奇宮 II	199 元
國家寶藏 7—關中神陵	199 元	國家寶藏 8—關中神陵 II	199 元
國球的眼淚	250 元		

● FOCUS 系列

中國誠信報告	250 元	中國誠信的背後	250 元
誠信—中國誠信報告	250 元	龍行天下—中國製造未來十年新格局	250 元
金融海嘯中，那些人與事	280 元	世紀大審—從權力之巔到階下之囚	250 元

●禮物書系列

印象花園 梵谷	160 元	印象花園 莫內	160 元
印象花園 高更	160 元	印象花園 竇加	160 元

印象花園 雷諾瓦	160 元	印象花園 大衛	160 元
印象花園 畢卡索	160 元	印象花園 達文西	160 元
印象花園 米開朗基羅	160 元	印象花園 拉斐爾	160 元
印象花園 林布蘭特	160 元	印象花園 米勒	160 元
絮語說相思 情有獨鍾	200 元		

●精緻生活系列

女人窺心事	120 元	另類費洛蒙	180 元
花落	180 元		

● CITY MALL 系列

別懷疑！我就是馬克大夫	200 元	愛情詭話	170 元
唉呀！真尷尬	200 元	就是要賴在演藝	180 元

●親子教養系列

孩童完全自救寶盒（五書＋五卡＋四卷錄影帶）　　　3,490 元（特價 2,490 元）		孩童完全自救手冊一這時候你該怎麼辦（合訂本）	299 元
我家小孩愛看書一Happy 學習 easy go！	200 元	天才少年的 5 種能力	280 元
哇塞！你身上有蟲！一學校忘了買、老師不敢教，史上最髒的科學書	250 元	天才少年的 5 種能力（二版）	280 元

逆轉時光變身書
8週變美變瘦變年輕的健康秘訣

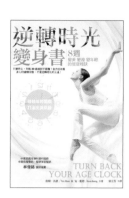

作　　者	提姆‧比恩 (Tim Bean)、安‧藍恩 (Anne Laing)
譯　　者	郭立芳
發 行 人	林敬彬
主　　編	楊安瑜
編　　輯	李彥蓉
內頁編排	帛格有限公司
封面設計	劉秋筑
出　　版	大都會文化事業有限公司　行政院新聞局北市業字第 89 號
發　　行	大都會文化事業有限公司
	11051 台北市信義區基隆路一段 432 號 4 樓之 9
	讀者服務專線：（02）27235216
	讀者服務傳真：（02）27235220
	電子郵件信箱：metro@ms21.hinet.net
	網　　　址：www.metrobook.com.tw
郵政劃撥	14050529 大都會文化事業有限公司
出版日期	2010 年 10 月初版一刷
定　　價	280 元
I S B N	978-986-6846-99-1
書　　號	Health+28

Metropolitan Culture Enterprise Co., Ltd.
4F-9, Double Hero Bldg., 432, Keelung Rd., Sec. 1,
Taipei 11051, Taiwan
Tel:+886-2-2723-5216　Fax:+886-2-2723-5220
Web-site:www.metrobook.com.tw
E-mail:metro@ms21.hinet.net

First published in 2009 under the title Turn back your age clock
by Hamlyn, part of Octopus Publishing Group Ltd.
2-4 Heron Quays, Docklands, London E14 4JP
© 2009 Octopus Publishing Group Ltd.
All rights reserved.

Chinese translation copyright © 2010 by Metropolitan Culture Enterprise Co., Ltd.
Published by arrangement with Octopus Publishing Group Ltd.

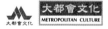

國家圖書館出版品預行編目資料

逆轉時光變身書：8 週變美變瘦變年輕的健康秘訣
／提姆．比恩 (Tim Bean), 安．藍恩 (Anne Laing)
著；郭立芳譯．
-- 初版 . -- 臺北市：大都會文化，2010.10
面；　公分 . -- (Health+28)

ISBN 978-986-6846-99-1（平裝）

1. 健康法　2. 保健常識

411.1　　　　　　　　　　　　　　99016133

逆轉時光變身書
8週變美變瘦變年輕的健康秘訣

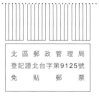

北 區 郵 政 管 理 局
登記證北台字第9125號
免 貼 郵 票

大都會文化事業有限公司

讀 者 服 務 部 收

11051台北市基隆路一段432號4樓之9

寄回這張服務卡〔免貼郵票〕
您可以：
◎不定期收到最新出版訊息
◎參加各項回饋優惠活動

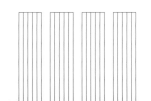

大都會文化　讀者服務卡

書名：**逆轉時光變身書**——8週變美變瘦變年輕的健康秘訣

謝謝您選擇了這本書！期待您的支持與建議，讓我們能有更多聯繫與互動的機會。

A. 您在何時購得本書：_____年_____月_____日

B. 您在何處購得本書：_____書店，位於_____(市、縣)

C. 您從哪裡得知本書的消息：
　　1.□書店　2.□報章雜誌　3.□電台活動　4.□網路資訊
　　5.□書籤宣傳品等　6.□親友介紹　7.□書評　8.□其他

D. 您購買本書的動機：（可複選）
　　1.□對主題或內容感興趣　2.□工作需要　3.□生活需要
　　4.□自我進修　5.□內容為流行熱門話題　6.□其他

E. 您最喜歡本書的：（可複選）
　　1.□內容題材　2.□字體大小　3.□翻譯文筆　4.□封面　5.□編排方式　6.□其他

F. 您認為本書的封面：1.□非常出色　2.□普通　3.□毫不起眼　4.□其他

G. 您認為本書的編排：1.□非常出色　2.□普通　3.□毫不起眼　4.□其他

H. 您通常以哪些方式購書:(可複選)
　　1.□逛書店　2.□書展　3.□劃撥郵購　4.□團體訂購　5.□網路購書　6.□其他

I. 您希望我們出版哪類書籍：（可複選）
　　1.□旅遊　2.□流行文化　3.□生活休閒　4.□美容保養　5.□散文小品
　　6.□科學新知　7.□藝術音樂　8.□致富理財　9.□工商企管　10.□科幻推理
　　11.□史哲類　12.□勵志傳記　13.□電影小說　14.□語言學習（____語）
　　15.□幽默諧趣　16.□其他

J. 您對本書(系)的建議：
_____

K. 您對本出版社的建議：
_____

讀者小檔案

姓名：_____　性別：□男 □女　生日：____年____月____日

年齡：□20歲以下 □21～30歲 □31～40歲 □41～50歲 □51歲以上

職業：1.□學生 2.□軍公教 3.□大眾傳播 4.□服務業 5.□金融業 6.□製造業
　　　7.□資訊業 8.□自由業 9.□家管 10.□退休 11.□其他

學歷：□國小或以下 □國中 □高中／高職 □大學／大專 □研究所以上

通訊地址：_____

電話：（H）_____（O）_____傳真：_____

行動電話：_____　E-Mail：_____

◎謝謝您購買本書，也歡迎您加入我們的會員，請上大都會文化網站 www.metrobook.com.tw
登錄您的資料。您將不定期收到最新圖書優惠資訊和電子報。

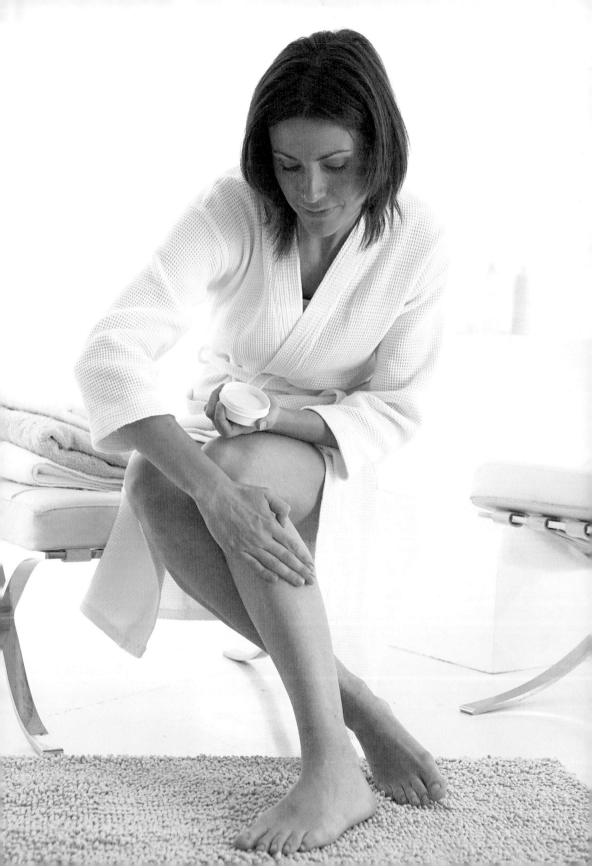

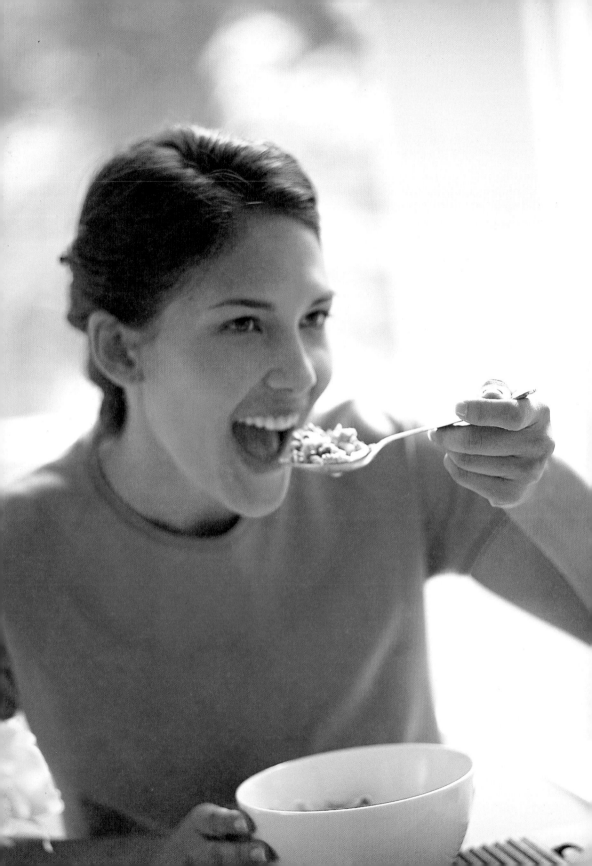